Chad M. Miller / Michel T. Torbey

Neurocritical Care Monitoring

神 经 重 症
监测、病理与临床

主　编　〔美〕查德·M.米勒
　　　　　　　麦克·T.图尔巴伊

主　审　张洪钿

主　译　胡　炜　李立宏　阳文任

天津出版传媒集团

天津科技翻译出版有限公司

著作权合同登记号:图字:02 - 2016 - 195

图书在版编目(CIP)数据

　　神经重症:监测、病理与临床/(美)查德·M. 米
勒(Chad M. Miller),(美)麦克·T. 图尔巴伊
(Michel T. Torbey)主编;胡炜,李立宏,阳文任主译.
—天津:天津科技翻译出版有限公司,2020.10
　　书名原文:Neurocritical Care Monitoring
　　ISBN 978 - 7 - 5433 - 3932 - 3

　　Ⅰ. ①神⋯　Ⅱ. ①查⋯　②麦⋯　③胡⋯　④李⋯　⑤阳
⋯　Ⅲ. ①神经系统疾病 - 险症 - 诊疗　Ⅳ.
①R741.059.7

　　中国版本图书馆 CIP 数据核字(2019)第 101441 号

授权单位:Springer Publishing Company, LLC
出　　版:天津科技翻译出版有限公司
出 版 人:刘子媛
地　　址:天津市南开区白堤路 244 号
邮政编码:300192
电　　话:(022)87894896
传　　真:(022)87895650
网　　址:www.tsttpc.com
印　　刷:天津海顺印业包装有限公司分公司
发　　行:全国新华书店
版本记录:787mm×1092mm　16 开本　10.5 印张　230 千字
　　　　　2020 年 10 月第 1 版　2020 年 10 月第 1 次印刷
　　　　　定价:75.00 元

译者名单

主　审　张洪钿　中国人民解放军总医院第七医学中心

主　译　胡　炜　台州恩泽医疗中心(集团)台州医院
　　　　李立宏　空军军医大学唐都医院
　　　　阳文任　南华大学附属南华医院

副主译　汤　可　中国人民解放军总医院第八医学中心
　　　　赵贤军　兰州大学第二医院
　　　　黄传平　南方医科大学南方医院
　　　　谭林琼　澳门科大医院
　　　　张长远　河南省人民医院

译　者　(按姓氏笔画排序)
　　　　王　元　空军军医大学唐都医院
　　　　王金伟　广州医科大学附属脑科医院(广州市惠爱医院)
　　　　王建村　上海市浦东新区人民医院
　　　　王瑞奇　太原市中心医院
　　　　田　博　空军军医大学唐都医院
　　　　付　尧　吉林大学中日联谊医院
　　　　师忠杰　厦门大学附属第一医院
　　　　刘　诤　宁夏医科大学总医院
　　　　刘关政　开封市中心医院
　　　　齐洪武　中国人民解放军联勤保障部队第九八〇医院
　　　　杜秀玉　河北北方学院附属第一医院
　　　　李　烨　台州恩泽医疗中心(集团)台州医院
　　　　李　敏　空军军医大学唐都医院
　　　　李玉呈　扬州大学附属医院,
　　　　杨　凯　晋中市第一人民医院

杨建凯　河北医科大学第二医院

吴晓安　黄山昌仁医院

宋同均　深圳市中西医结合医院

张亿乐　安徽医科大学第二附属医院

张云一　天津环湖医院

张兴业　空军军医大学唐都医院

张怡村　"神外世界"公众平台

陈为为　安徽医科大学第一附属医院

陈成伟　浙江中医药大学附属第一医院

林晓宁　厦门大学附属中山医院

胡小铭　台州恩泽医疗中心(集团)台州医院

胡林旺　湖南省人民医院

柯尊良　九江学院附属医院

郜彩斌　宁夏医科大学总医院

姚安会　中国人民解放军联勤保障部队第九八八医院

高子云　南昌大学第二附属医院

高志波　阜阳市人民医院

戚举星　盐城市第一人民医院

常　涛　空军军医大学唐都医院

梁晓龙　浙江中医药大学附属第一医院

编者名单

Latisha K. Ali, MD　Assistant Professor, Department of Neurology, UCLA David Geffen School of Medicine, Los Angeles, California

Nessim Amin, MBBS　Fellow of Neurosciences Critical Care, Departments of Neurological Surgery and Neurology, Wexner Medical Center, Ohio State University, Columbus, Ohio

Enrique Carrero Cardenal, PhD　Professor, Department of Anesthesiology, Hospital Clinic, University of Barcelona, Barcelona, Spain

Jan Claassen, MD, PhD　Assistant Professor of Neurology and Neurosurgery, Director, Neurocritical Care Training Program, New York Presbyterian Hospital, Division of Critical Care Neurology, Columbia University College of Physicians and Surgeons, New York, New York

Marek Czosnyka, PhD　Professor, Department of Clinical Neurosciences, University of Cambridge, Cambridge, United Kingdom

Andrew Demchuk, MD, FRCPC　Associate Professor, Department of Clinical Neurosciences, University of Calgary, Calgary, Alberta, Canada

Matthew Eccher, MD, MSPH　Assistant Professor of Neurology and Neurosurgery, Case Western Reserve University School of Medicine, Cleveland, Ohio

Romergryko Geocadin, MD　Associate Professor, Department of Anesthesiology and Critical Care Medicine, Department of Neurology, Department of Neurosurgery, Department of Medicine, Johns Hopkins University School of Medicine, Baltimore, Maryland

Diana Greene-Chandos, MD　Director of Education, Quality and Outreach for Neurosciences Critical Care, Wexner Medical Center, Ohio State University, Columbus, Ohio

David S. Liebeskind, MD　Assistant Professor, Department of Neurology, UCLA David Geffen School of Medicine, Los Angeles, California

Herbert Alejandro A. Manosalva, MD　Fellow in Cerebrovascular Diseases, Movement Disorders and Neurogenetics, Department of Neurology, University of Alberta, Edmonton, Canada

Chad M. Miller, MD　Associate Professor of Neurology and Neurosurgery, Wexner Medical Center, Ohio State University, Columbus, Ohio

David M. Panczykowski, MD　Resident, Neurological Surgery, Department of Neurological Surgery, University of Pittsburgh Medical Center, Pittsburgh, Pennsylvania

Jeremy T. Ragland, MD   Fellow, Division of Neurocritical Care, Department of Neurology, Columbia University College of Physicians and Surgeons, New York Presbyterian Hospital/Columbia University Medical Center, New York, New York

Maher Saqqur, MD, MPH, FRCPC   Associate Professor, Department of Medicine, Division of Neurology, University of Alberta, Edmonton, Alberta, Canada

J. Michael Schmidt, PhD, MSc   Assistant Professor of Clinical Neuropsychology in Neurology, Informatics Director, Neurological Intensive Care Unit, Critical Care Neuromonitoring, Columbia University College of Physicians and Surgeons, New York, New York

Lori Shutter, MD   Co-Director, Neurovascular ICU, UPMC Presbyterian Hospital, Director, Neurocritical Care Fellowship, Departments of Neurology, Neurosurgery, and Critical Care Medicine, University of Pittsburgh Medical Center, Pittsburgh, Pennsylvania

Tess Slazinski, RN, MN, CCRN, CNRN, CCNS   Cedars Sinai Medical Center, Los Angeles, California

Michel T. Torbey, MD   Professor of Neurology and Neurosurgery, Director, Division of Cerebrovascular Diseases and Neurocritical Care, Wexner Medical Center, Ohio State University, Columbus, Ohio

Wei Xiong, MD   Assistant Professor of Neurology, Neurointensivist, Case Western Reserve University School of Medicine, Cleveland, Ohio

David Zygun, MD, MSc, FRCPC   Professor and Divisional Director, Departments of Critical Care Medicine, Clinical Neurosciences, and Community Health Sciences, University of Calgary, Calgary, Alberta, Canada

序 言

20年前，当我选择从事神经重症监护工作，很大程度上是因为对急性脑灾难性病变（我的术语）病理生理学（而非解剖学）的兴趣，且干预结果可能是乐观的。在心肺重症监护单元里的患者病情多变，我的同事惯于一天内根据患者的病理生理变化多次调整治疗方案。例如，通过监测急性呼吸窘迫综合征（ARDS）患者在呼吸机上的流量容积环或心源性休克患者的肺动脉导管来识别疾病的病理生理学变化。作为那个时代的神经内科住院医师，神经重症监护作为独立学科仅在很少的医疗中心存在（我所在的医疗中心没有），每当看到普通重症总住院医师与神经科医生一起走到昏迷患者面前，记录下一份没有变化的神经系统检查报告，声称患者目前情况是稳定的，然后一起走开，就会觉得很可笑。有些事情一直困扰着我，那就是这些患者也正处于需要治疗的"有效"时期。许多患者遭受创伤性脑损伤、缺血性脑卒中、脑出血，以及类似的疾病，如果我们只把他们认定为相同的治疗对象，我们就只能给予他们一样的护理和治疗。

当然，我们有颅内压监测和经颅多普勒。我记得曾经看过 Randy Chesnut 博士的视频报告，他提出了一个概念，即监测"脑压"是很重要的。我们也有来自创伤性昏迷数据库和中风数据库的数据显示，继发性脑损伤是真实存在的，影响着我们患者的预后。脑创伤基金会的《重型颅脑损伤指南》尚没有发表，国立神经病与中风研究所 t-PA Ⅳ 期研究正在进行，而直接监测大脑新陈代谢的想法也是有意义的，但是我（和我的同事）却不知道应该怎么做。在 20 世纪 80 年代和 90 年代初，基础和转化科学的巨大进步使人们对急性脑缺血和脑外伤的机制有了更多的了解，我意识到患者实际上正在经历积极和潜在的干预过程。现在的问题是如何追踪这些事件和该做些什么。

每当我认为我有一个好的新想法时，我先回顾过去。大脑代谢功能、血流量、自动调节和脑生理其他方面与急性脑损伤的相关性并不是一个新概念。最近 60 年，Kety、Schmidt、Lassen、Fog，还有其他人已经解决了这些问题。对于我所从事的神经重症监护的新兴领域来说，似乎实施科学研究比发现基本机制有更多的障碍,如果我要行动,需要监测设备来提供帮助和指导。

实际上,我认为我的经历与许多其他同事相似。在过去的 20 年里,我们迫切希望让我们的患者可以得到更为积极有效的干预治疗。在神经重症监护病房,大脑生理学是至关重要的。事实上,我认为神经重症的主要目标是急性中枢神经系统损伤的预防、鉴别诊断以及继发性脑损伤和脊髓损伤的治疗。神经监护是这一领域的核心,在过去的 20 年里,技术的巨大进步使我们能够评估我们现在所知道的许多过程。这本书非常及时,因为它展示了这些技术的应用前景,以及这些技术相关的分子和生理学基础。

这本书的重点是监测的多模态性,同时强调了我们曾经学过的最重要理念之一:我们不是单参数监测(如脑血流量、$PbtO_2$ 或 ICP),我们监测的是一个患者。我们的患者病情是错综复杂的,是一次神经系统急性灾难性事故引发的多因素共同作用的结果。我建议编委们仔细研究一下神经监测的现状。个别章节对特定神经监测工具和范例进行了出色的叙述。大家都注意到,在这本书中,从引言到最后一章,阐明了临床医生如何以一种深思熟虑的方式来使用多模态神经监测。本书重点介绍了当前技术的局限性,强调了在神经监测中护理的重要作用。此外,还介绍了各种新兴的信息处理技术,使复杂的多模态神经监测趋于简单化。

现在与我刚从事神经重症监护时相比,已经发生了天翻地覆的变化。多模态神经监测的进步对神经监测的发展起着极其重要的作用。但正如本书所描述的那样,我们并没有结束。改善患者预后的最佳工具和方法仍难以捉摸。我们已经取得了重大进展,但还有很长的路要走。我很想知道,从现在起直到 20 年后,我还将在神经重症监护相关图书的序言中写些什么。请欣赏这本优秀的书,并帮助我们促进神经重症监护这一领域的发展。

J. Claude Hemphill III,MD,MAS,FNCS

肯尼斯·瑞恩神经重症监护荣誉主席

神经病学和神经外科学教授

加利福尼亚大学旧金山分校

神经重症监护协会主席

前　言

　　神经重症监护专业的产生，源于需要对脑和脊椎损伤的危重患者进行神经系统护理。大家都意识到，那些有中枢神经系统损伤的患者需要进行特别的护理，而标准的重症监护方案偶尔不经意间忽略了这些护理需求。此外，患者的最终预后常常同时决定于原发伤的严重程度和避免临床恶化。第一个神经重症监护单元是建立在这样的前提下，即精确和专业的体格检查可以及时发现病情恶化并提供干预来改变临床病程。因此，这些早期的监护单元是由经验和知识丰富的护士和医师组成，他们注重于连续不断的体格检查。

　　在过去的几十年里，我们对导致患者病情恶化的继发性脑损伤的程度和复杂性有了更深入的理解。生化与细胞凋亡、神经元缺失以及功能障碍之间的关系趋于清晰。因此，许多这类变化常常在患者的病情仍然可以接受治疗的阶段被寻找出来。与此同时，神经重症监护人员发现，指南推荐的常规治疗参数(如血压、全身动脉氧饱和度等)并不足以识别和阻止严重的并发症发生。随着颅脑损伤治疗水平逐渐提高，人们认识到为了获得更好的治疗效果，相应地要根据患者颅脑的个体情况实施特定的护理和监测。

　　为此，人们对神经监测的关注度越来越高。神经监测不再仅仅是神经重症监护的一部分，它对于开展个体化治疗尤为重要，并体现了该亚专业的初衷。神经监测的应用目前正处于一个关键的时刻：损伤的可逆性正在验证神经监测设备指导下的治疗方案。对那些参与大脑和脊椎损伤患者的监护者来说，详细了解各种各样的神经监测设备及其用法非常重要。

　　撰写《神经重症：监测、病理与临床》一书是为了全面了解神经监测在神经重症监护中的作用。在本书中，还讨论了每种市场在售的神经监测设备的最新应用、优点和特点。此外，还包括了神经监测实施和分析的基本策略。我们非常感激其他编写人员的贡献，不仅因为他们参与了这个项目，而且也感谢他们在推进神经监测领域发展中所做出的贡献。

目 录

[使用说明]

　　欢迎加入本书读者交流群,通过社群一起交流学习心得,群内回复关键词,还有学习资源让您更好地掌握医学理论知识。读者可以根据阅读进度及阅读需要随时扫码换新群。

[入群步骤]

1. ▶ 使用微信扫描本页二维码
2. ▶ 根据提示,选择加入感兴趣的交流群
3. ▶ 群内回复关键词领取学习资源

本书配有
读者交流群

建 议 配 合 二 维 码 一 起 使 用 本 书

微信扫描二维码　加入本书交流群

▼
▼

[群服务说明]

医学理论学习打卡群:
通本书读者一同坚持学习,掌握医学基础理论知识。

医学技术能力提升群:
挺专家解读要点,掌握技术提升个人能力。

医学学术交流研讨群:
分享更多医学专著文章,案例交流技术研讨。

第 1 章
颅内压监测

Nessim Amin, MBBS
Diana Greene-Chandos, MD

简介

对于神经重症监护来说,颅内压(ICP)监测和调控的作用既独特又重要。当 ICP 超过安全阈值时,可引起严重后果。因为,随着 ICP 的升高,脑组织的生理性自动调节机制会失去代偿能力,随后脑灌注压(CPP)下降,脑血流量(CBF)减少。此外,持续性的 ICP 升高或颅内压力梯度的存在, 有导致脑疝和神经功能减退的风险。维持在合理阈值内的 ICP 是危重症神经系统损伤患者的治疗原则。虽然放射成像和临床检查可以提供关于 ICP 状态有价值的信息,但依然需要 ICP 监测进行定量测量并连续追踪监测参数。

侵入性 ICP 监测有其自身一系列的风险,留置前需要认真评估。此外,关于 ICP 监测的适应证及其在改善临床疗效中的作用,目前仍有争议[1]。研究证实,许多非侵入性监测方式,包括 CT/MRI 扫描、眼底检查、鼓膜移位、经颅多普勒超声等[2],与侵入性监测相比,没有优越性,且可靠性差。通过脑室穿刺进行颅内压监测,虽然具有侵入性,但仍是精确测量 ICP 的金标准。在神经重症监护单元中,非侵入性方式仍有一定的作用,可以为我们提供患者整体神经功能状态的进一步信息。本章重点介绍侵入性 ICP 监测。对于重症颅脑损伤患者,ICP 监测可以量身定制个体化的治疗方案,以满足神经内外科重症监护患者的特定需求。

颅内压

颅内压监测生理学

Monroe-Kellie 学说指出,血液、脑脊液(CSF)和脑实质的总容积在固定大小的颅腔内保持恒定[3]。这三者在颅内的容积和压力保持稳定,基本上不可压缩及互换。虽然在心动周期的不同阶段 ICP 和脑容积会有相关变化, 但长期来看, 当某一成分的容积增加时,

ICP 会通过代偿性减少另一成分的容积而保持恒定[4,5]。当某一成分的容积增加而另两种成分的容积不能相应减少时，代偿功能就失效，便发生颅高压。

尽管普通的咳嗽或打喷嚏可以将 ICP 瞬间升高到 50mmHg（1mmHg=0.133kPa），但正常 ICP 通常只为 5~15mmHg[6]。通过压力传感器的测量可知，ICP 的标准波是由三个相对恒定的波组成的。这三个波中第一个是脉冲波，源于颅内大动脉的搏动[7]。第二个是潮汐波，源于脑组织的顺应性，第三个是重搏波，与动脉重搏引起的切迹有关（图 1.1[8]）。当脑组织的顺应性下降，而动脉因素变得显著时，可引起这些波出现变化，而这些变化又常常是颅高压发生最早的迹象。

Monroe-Kellie 学说所描述的代偿机制失效引起颅内压增高，如果不进行治疗，会导致永久性的神经功能缺失。随着 ICP 持续升高，产生了两个主要问题。首先，升高的 ICP 和下降的脑顺应性增加了对抗动脉压的力量，而这样就会降低脑的灌注压。虽然脑血管的自动调节机制在一定程度上可以进行代偿，但当灌注压低于自动调节的下限时，则最终会导致脑缺血[9]。由于颅腔大小固定，当其内容物的容积、压力增加时，脑组织就会发生移位。这种移位的最严重后果是脑疝形成。

颅内压监测设备的启用

在重型脑损伤患者中，颅内压增高的比例达 40%~60%，是 50%意外死亡患者的主要死因。当患者有可疑的 ICP 升高和意识水平的降低时，则可考虑使用侵入性 ICP 监测。以 Glascow 昏迷评分（GCS）为指征的 ICP 监测，需要基于此评分的下降速度以及其他临床因素，如占位效应的 CT 证据和脑积水。一般来说，GCS 评分小于 9 分和怀疑 ICP 升高致临床状况恶化的患者，应该留置 ICP 监测（V 级证据，C 类推荐）。根据可行性、经验和实际

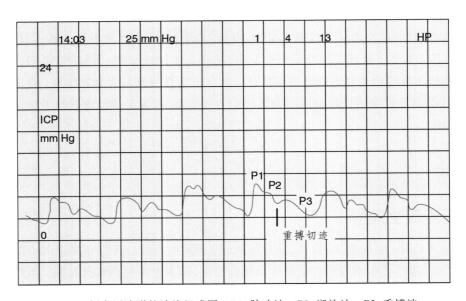

图 1.1　颅内压波形的波峰组成图。P1=脉冲波。P2=潮汐波。P3=重搏波。

情况选择监测类型。脑室内 ICP 监测仪和脑实质内光纤 ICP 装置是检测 ICP 的最常用方法。

ICP 监测应该用于所有复苏后 GCS 3~8 分的有希望的重度颅脑创伤(TBI)患者以及有以下指征的患者:

(a)头颅 CT 异常,显示有血肿、挫伤、脑肿胀、脑疝或基底池受压。

(b)CT 扫描正常,入院时以下特征≥2 个:年龄超过 40 岁、单侧或双侧被动姿势、收缩压低于 90mmHg[1]。

在 GCS 大于 8 分的 TBI 患者中,如果 CT 证实存在较大的占位性病灶以及相关损伤,则需要治疗或镇静,应该考虑进行 ICP 监测[13]。虽然 ICP 监测被普遍认为是重度 TBI 患者的监护标准,但最近南美 Chesnut 等 2012 年的研究指出,基于 20mmHg 及以下的持续性 ICP 检测与基于影像和临床检查的检测相比,没有优越性[1]。然而,该研究向对照组提供了大量的降颅压治疗,并且所有患者的治疗方案与北美中心提供的标准大不相同。

在非创伤情况下[如自发性脑出血(ICH)、蛛网膜下隙出血(SAH)、癫痫持续状态和脑梗死],根据预期 ICP 是否会升高,来决定个体化治疗,例如:

(a)自发性 ICH。①GCS 评分≤8 分、存在小脑幕裂孔疝临床征象、明显的脑室出血(IVH)或脑积水的患者,可以考虑 ICP 监测和治疗。根据脑自动调节机制的状态,保持脑灌注压为 50~70mmHg。②意识水平下降的脑积水患者予以脑室引流治疗[20]。

(b)动脉瘤性 SAH。尚没有明确的动脉瘤性 SAH 后 ICP 管理的方法及技术指南。动脉瘤破裂后,持续的 ICP 升高与不良预后相关。持续 ICP 监测有助于早期发现继发并发症,并指导治疗。

ICP 阈值

目前的数据支持 20~25mmHg 作为阈值上限,高于该值的颅高压需要治疗[21-23]。ICP 阈值为 20~25mmHg 的预后没有差异[21]。起始 ICP(超过)15mmHg 以上是(导致)高死亡率的 5 大相关因素之一。脑组织移位和脑疝是由于压力差引起,而非简单的由于 ICP 升高的程度。因此,应该将临床体检及影像学结果与 ICP 的测量值关联起来(进行病情评估)。

CPP 的阈值

CPP=平均动脉压(MAP)-ICP。通常认为,最佳 CPP 为 50~70mmHg。TBI 指南推荐 CPP>60mmHg(Ⅲ级证据)。低 CPP(<55 mmHg)和全身性低血压已被确认为死亡和预后不良的因素[12]。然而,激进地试图将 CPP 提高到 70mmHg 以上对患者没有益处,这与使用血管活性药及静脉输液相关的急性呼吸窘迫综合征(ARDS)的风险增加有关。此外,在 TBI 患者中,维持适当的 CPP 比降低 ICP 更重要。当然,将这两个值都保持在正常范围内是最理想的。

颅内压波形（Lundeberg 病理波）

ICP 不是静态值。它基于心脏收缩、呼吸和脑顺应性的叠加效应呈周期性变化。在正常的生理条件下，波形的振幅通常较小，B 波与呼吸有关，小 C 波（或 Traube-Hering-Mayer 波）与心动周期有关（图 1.1[25]）。

病理性 A 波（也称高原波或 Lundeberg 波），系 ICP 突然显著升高到 50~100mmHg（形成的波形），一般持续数分钟至数小时。A 波的存在意味着脑顺应性的丧失，并预示着自动调节能力的即将失代偿。因此，建议针对 A 波的出现采取紧急干预措施来控制 ICP（图 1.2）。

ICP 波形的分析需要通过每个波的特性和瞬时平均 ICP 以及当前检测条件下的顺应性来进行。一直以来，人们对应用相应系统及波形分析技术来分析连续记录 ICP 数据的长期趋势及相关性存在兴趣。此类分析的目标包括提供对病理状态更敏感的评估及即将发生的系统变化的早期指标。这些技术包括光谱分析、波形相关系数和系统熵。

这些分析技术依赖于 ICP 波形与动脉血压（ABP）波形之间的关系。1996 年，Cosnyka 等把 ABP 和 ICP 变化的相关系数定义为压力反应指数（PRx）[9]。PRx 值的变化从低（无相

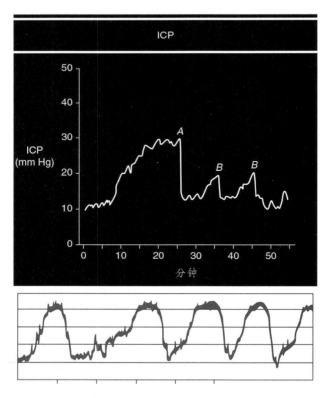

图 1.2 病理性 ICP 波。黑图，显示了病理性 A 波（Lundberg 波），预示着脑顺应性下降。白图，显示了 ICP 显著升高到 40mmHg 左右，重搏切迹缺失。

关性)到接近 1.0(高度正相关)。ABP 较低时,血管壁张力低,导致 ABP 波形向 ICP 的传播增加。并且 ICP 升高,脑顺应性下降,从而增加了 ABP 波形的传播。PRx 被认为是脑血管自动调节储备的标志。

近似熵(ApEn)是系统规律性/随机性的量度,设计用于生理系统[63]。它测量模式运行与一系列给定的观察值的对数有似然性。近似熵的减少意味着随机性的减少或顺序性增强,并与心血管、呼吸、内分泌系统病理相关。在 ICP 升高的情况下,近似熵分析已经成功应用于测量心率和 ICP 波形之间的系统随机传递的变化。

监测的持续时间

只要临床上有必要,使用一次性 ICP 监测装置,如果出现故障或 CSF 培养证实感染,则重新植入新装置。常规重新植入新装置会增加感染风险,因为,在置管时,患者会被不必要地再次暴露在有菌环境中。脑室外引流装置留置 5 天以上,感染风险也会增加[26]。其他 ICP 监测(脑实质内和硬膜下),由于无法随时间重新校准而会有测量误差[27,28]。

对于 ICP 增高的患者,脑室外引流(EVD)可以同时进行临时监测和降颅压治疗。EVD 一般留置 5~10 天。拔除指证包括:不再需要继续监测、感染风险增加、脑积水已解除和(或)计划行脑室腹腔或脑室心房分流术。2006 年,Varelas 推荐撤掉 EVD 分以下几步进行[29]。

■ 只要 ICP 不超过正常范围,每 12 小时将导管压力提高 5cmH$_2$O(1cmH$_2$O=0.098kPa)。

■ 当压力水平达 20cm H$_2$O,且 EVD 引流量少于 200ml/24h 时,夹闭 EVD(由神经外科或神经重症团队下达书面医嘱)。推荐将引流活塞"关闭"并"打开"传感器,以确定患者是否能够继续承受关掉 EVD。神经外科或神经重症医生根据夹闭后的压力水平和患者临床状况来决定拔除或不再夹闭 EVD。

逐步、分阶段撤掉动脉瘤性蛛网膜下隙出血(aSAH)患者的脑室外引流,在减少分流手术需求方面与即刻关闭相比没有差异。此外,逐步撤掉会延长重症监护病房和住院的时间。因此,对于不是因颅内压升高而留置 EVD 的 aSAH 患者,可以考虑直接而非逐步撤掉 EVD。

颅内压监测装置的类型

常用于脑内留置 ICP 监测仪(探头)的部位有 4 个:脑脊液填充的脑室、脑实质、蛛网膜下隙和硬膜外腔。根据临床情况、颅脑 CT 表现(如侧脑室的大小)和操作者的经验,来决定使用哪个部位和何种装置。

脑室外引流(EVD)

临床应用

1. 脑水肿伴 ICP 可疑升高:对这类 TBI 患者已进行了充分研究。然而,这些临床情景对 EVD 的需要还有 SAH、非创伤性 ICH、IVH、缺血性脑卒中、缺氧性脑损伤、脑静脉血栓形成（VCT）、肝性脑病、脑肿瘤和颅内感染。EVD 不仅可以监测 ICP，还可以作为一种治疗方式，引流 CSF，有助于降低 ICP。

2.脑积水：当脑、脊髓内及周围的 CSF 产生或吸收异常时，会发生脑积水。脑积水分两种，交通性和梗阻性。当 CSF 可以在所有脑池和蛛网膜下隙通畅流动时，为交通性脑积水。当脑室系统因外部挤压和内部闭塞致使 CSF 在其内流动受阻时，为梗阻性脑积水。这两种脑积水都会导致 CSF 的聚集，使其不能以正常方式吸收。在意识状态进行性下降的急性病例中，可以留置 EVD 并持续引流，直到脑积水的病因已解决。如果需要持续引流 CSF，可以行脑室–腹腔分流或脑室–心房分流。

3.手术：从脑室引流部分 CSF 可以有助于部分颅脑手术的操作。在这种情况下，可以在开始或手术过程中留置脑室外引流，以排出液体促进脑组织松弛（例如，在 aSAH、Chiari 畸形或脑肿瘤切除术中）。

4.药物治疗：有时候需要将药物直接注入脑室系统以绕过血脑屏障。为了进行此操作，一些患者可能需要留置脑室导管，以便进行脑室内注射。需要进行脑室置管进行药物注射的常见临床情况包括：抗生素治疗细菌性脑室炎[31]，鞘内注射化疗药物治疗脑肿瘤[32]，组织纤溶酶原激活物注射清除脑室内积血[33]。患者住院期间可以使用这类导管。然而，如果需要长期治疗，可以留置永久性导管，将其连接到皮下的储液囊，即 Omaya 囊。这种方法最常用于化疗药物注入或抗生素治疗难治性脑室炎。

解剖和定位

ICP 监测技术的金标准一般是经右侧额部钻一小孔将导管置入侧脑室。在无菌条件下，在穿刺点头皮上切一小口。穿刺处通常为 Kocher 点，即中线（或中瞳线）外侧 2.5cm、鼻根后 10~11cm 处。为了避开皮质运动区，穿刺处至少在冠状缝之前 1cm。然后进行钻孔。打开硬脑膜，使用脑室管经脑组织穿刺进入同侧侧脑室。可以徒手或在超声或神经导航引导下进行。在确认有 CSF 流出后，导管远端经皮下隧道、距骨孔大约 5cm 处引出。将导管连接到外部密闭式引流系统和 ICP 监测传感器。手术前后可以预防性使用抗生素以减少感染风险，不过尚未证实有明确的益处。

1.流体耦合监测脑室外引流（图 1.4）

该监测系统用一根插入指定压力模块的加压电缆连接到患者床旁监测仪上。流体耦合系统的优点在于插入后设备可以归零。然而，这些设备使用后需要护士每隔一段时间重新校准，而且高度依赖耳屏调平的精确性。当传感器移位后（至少每 12 小时），作为检修技术或当与检测仪的接口中断时，都需要重新进行归零。当患者改变体位时，传感器不需要重新调零（图 1.3 至图 1.5），但需要适当调平。

2.空气耦合监测仪脑室外引流（Hummingbird，图 1.6）

该设备通过使用一个专用的空气囊测压。这种独特技术通过空气耦合系统向患者的

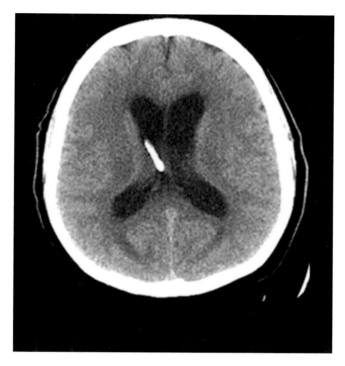

图 1.3　脑 CT 显示 EVD 空气耦合监测仪做监测图像。

监测线缆终端传送压力波。排除了流体耦合监测仪内在的调平问题,从而产生了精确、无伪影、高保真波形,患者移动不需要调平。这个囊连接到空气–流体管腔终止于空气脉冲接口。当空气耦合系统工作时,系统内的空气移动,少量的空气移动即可触发空气耦合的 ICP 监测系统。这种仪器的传感器/电缆可以原位归零而且不需要调平(图 1.6)。

优点和缺点

　　上述所有类型的 EVD 的优点在于,可以测量整体的 ICP,同时可以引流 CSF 用于诊断和治疗。流体耦合装置可以在外部校准。空气耦合装置可以持续 CSF 引流和监测,而流体耦合装置做不到。流体耦合 EVD 需要关闭引流以传导精确的压力波。流体耦合装置准确的测压依赖于精确的设备调平,而空气耦合器则不需要。这两种设备都可以给药治疗(如抗生素、化疗药物)。

　　脑室外引流术的缺点在于,在所有颅内压监测的选项中,它是最具侵袭性的。该操作依赖于术者的经验,进入脑室系统可能需要多次穿透脑实质。每一次穿透脑实质都会增加穿刺轨迹相关出血的风险,这种出血会进一步加重脑组织的损伤[30]。如果由于脑肿胀或颅内占位病变导致脑室消失或者移位,脑室外引流同样很难置入。如果脑室太小了,那么可以考虑使用另外一种替代的颅内压监测装置(即,脑实质内监测)。当出现占位效应时,EVD 的护理应该及时跟上。由于引流的脑室对侧的占位效应,EVD 有加重侧–侧漂移的

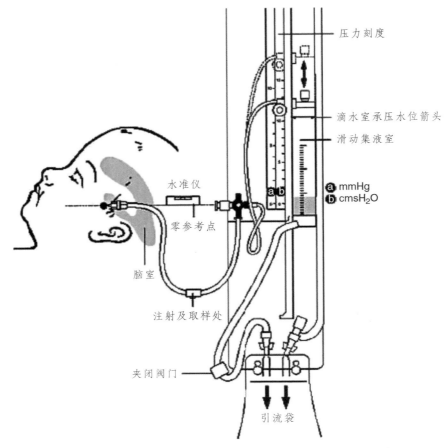

图 1.4   流体耦合的脑室外引流装置的示例。传感器位于患者耳屏水平。

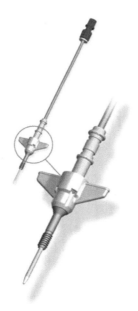

图 1.5   空气耦合的脑室外引流装置导管的示例。

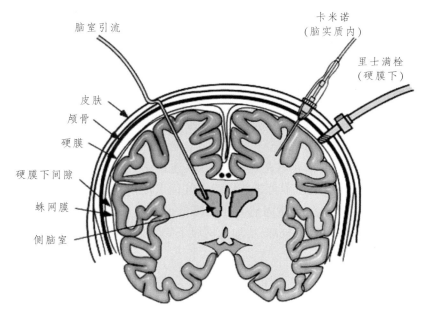

图 1.6 示意图示脑实质内监测、里士满栓,脑室穿刺术的位置。

可能,并且当由于肿块、出血或水肿引起后颅窝压力升高时,侧脑室快速引流可能引起小脑幕切迹上疝综合征。在一项研究中,与 EVD 的使用相关的感染率达到 11%。感染最常见的病原体是表皮葡萄球菌、金黄色葡萄球菌。多达 25% 的感染是由革兰阴性菌,如大肠杆菌、不动杆菌和克雷伯菌等引起的[34]。血块和坏死组织导致的引流管堵塞是另一种可以纠正的并发症,可使用小剂量(1ml)无防腐剂的生理盐水温和缓慢冲洗。脑室系统每一次注射都会增加其感染的危险性[35]。

脑实质内颅内压监测

脑实质内监测装置由一个头端有电子或光纤传感器的纤细线缆组成。这些监测探头可以在无菌条件下经过额骨钻孔直接插入脑实质。

解剖和定位

监测探头置入左侧或右侧前额区域。局灶性损伤灶中应选择受伤最严重的脑区。在弥散性脑损伤或脑肿胀的病例中,通常选择右侧半球。

优点/缺点

脑实质内颅内压监测的优点包括:方便置入,低并发症,并能通过多腔螺栓增加额外的监测探头,如脑氧监测(Licox)、脑血流量(hemedex)和脑微透析探头等。与 EVD 相比,脑实质内颅内压监测有较低的感染风险和较低的护理负担。

缺点包括无法引流脑脊液来用于诊断和治疗。有可能在几天内失去准确性(或者漂移),因为传感器不能被再校准,回到最初位置。另外,由于这些监测探头的复杂设计,发生机械故障的风险更大[15-18]。

蛛网膜下隙颅内压监测

这是另一种流体耦合系统,通过充满盐水的管道将颅内压力传递到床边的外部传感器。蛛网膜下隙螺钉实际上是一个空心螺钉,通过颅骨骨孔插入。螺栓底部的硬脑膜用腰穿针穿透,让蛛网膜下隙脑脊液填充螺栓。然后,连接压力管并与压力监测系统建立联系。目前,这种 ICP 监测方法已不再普遍使用。其优点是其微创性和低感染风险。

缺点包括:与脑室内或脑实质内监测相比降低了准确性,组织碎片和脑水肿加重可能堵塞管道系统,需要频繁地再校准,增加蛛网膜下隙出血风险。

硬膜外颅内压监测

这个装置(Gaeltec 装置)要穿过颅骨内板置于硬膜表面。压力通常由光学传感器传导。该装置的感染率较低(约 1%),但是容易出现故障、移位,使用几天后,基线漂移会超过 5±10mmHg。在多数情况下,结果不准确是由于感受器头端和蛛网膜下隙之间的硬膜相对缺乏弹性造成的。

硬膜外监测包含的光学传感器在穿过颅骨之后贴在硬膜上。因为硬膜会减弱传至硬膜外腔的压力,造成数据通常不太准确,因此,限制了其临床实用性。其最常用于患有肝性脑病的凝血功能障碍的患者,这类患者的病程由于并发脑水肿而比较复杂。在这种情形下,使用这种导管会显著降低脑出血的风险(4%比脑实质检测的 20%,以及脑室内监测的 22%),它也减少致命性出血的风险(1%比脑实质检测的 5%,脑室内监测的 4%[14])。其他情况下,该装置在临床实践中很少使用。

腰椎管颅内压监测

腰大池引流装置(LDD)是密闭的无菌系统,可以从蛛网膜下隙引流脑脊液。LDD 通过一个专门的称之为 Touhy 针的腰椎穿刺针,在 L2-L3 或更低水平插入到腰蛛网膜下隙。由于脊髓末端圆锥位于 L1-L2 椎体水平,在其水平下方放置可以避免损伤脊髓。在腰大池空间,柔软的引流管将靠在马尾上。马尾由脊髓发出下行的腹侧和背侧的脊神经根构成,在腰骶水平出椎管。置入腰大池引流管时,如果引流管碰上了神经根可能会导致短暂的神经根性疼痛。

疼痛偶尔是持续的,特别是如果椎管狭窄引起的引流管和脊神经根密切接触。LDD 的置入是一个公认的治疗术后的外伤性硬脑膜瘘(即脑脊液漏)的方法,也可以治疗分流感染以及对特发性正常压力脑积水的诊断评价。LDD 也用于开颅期间降低 ICP,或者颅脑创伤患者的辅助治疗。

颅内压监测的其他问题

抗生素预防

具有以下特征的患者颅内压监测相关的感染风险很高:长期监测超过 5 天、脑实质或脑室内监测、脑脊液漏、并发感染、连续置入颅内压监测探头。多项研究支持在脑室外引流期间预防性全身性使用抗生素。然而,预防性使用抗生素会引起细菌抗生素耐药性的增加。最近的研究表明,仅在 EVD 置入期间抗生素治疗可能具有相当的感染风险。在一项研究中,使用抗菌涂层 EVD 预防脑室炎已被证明是有效的[36];然而,用银染的引流管被证明是无益的[36,37]。

深静脉血栓预防

现已证明神经危重症患者的药物预防能够减少静脉血栓形成以及随后的肺栓塞的发生率。置入 EVD 或脑实质内监测装置后,早期(24 小时)和延迟(72 小时)给予药物预防,两者之间出血发生率没有差异,但早期给药能降低深静脉血栓形成(DVT)和肺栓塞(PE)的发生率。此外,早期开始药物预防并没有显示会增加出血并发症[60]。

EVD 的敷料及更换敷料

熟练的护理是减少脑室外引流相关并发症的关键。必须每小时观察 EVD 的敷料位置,以确保无脑脊液漏的发生。如果确定发生脑脊液漏了,应该检查穿刺位置,更换敷料。当敷料明显弄脏时[61],应使用无菌技术更换敷料。不准确的或非无菌的更换敷料会增加脑室炎的风险[62]。

EVD 的抗血小板和抗凝治疗

接受抗血小板和抗凝治疗的患者置入 EVD 有较高的出血风险。当开始使用这些药物时,必须权衡这些药物引起的脑室穿刺相关出血或者脑实质监测相关出血的风险。早期(第一个 24 小时)药物皮下注射预防 VTE 不增加出血并发症的发生率,但与延迟给药相比,并不能更好的预防静脉血栓形成[64]。

颅内压增高的重症监护治疗

一般措施

头和颈部应处于最佳位置,以便尽可能地降低额外的颅内压增高。对于颅内顺应性差的患者,应将床头抬高至 30°。颈部应不受压,头部应位于中线。当有颈围时,应将其安装得紧贴皮肤,以提供稳定性,但不要太紧,以免引起颈内静脉受压。

无论潜在的病因是什么，都强烈推荐将脑水肿患者的体温维持在相对正常范围（36℃~38℃），以避免发热对治疗后的有害影响[38]。大量的临床研究报道了诱导亚低温在ICP 控制中的价值[39]。高热会增加 ICP[40]。控制发热包括服用对乙酰氨基酚（325~650ml 口服或每 6 小时直肠给药）或布洛芬（400ml 口服，每 6 小时 1 次）。此外，用冰袋、冰毯进行表面冷却，或者体表设备（Artic Sun）也是一种有效的无创退烧方法。血管内冷却装置使用 1 个带有球囊的导管，它是通过股静脉插入下腔静脉，从而可以到达体内循环，球囊内流体循环，当血流与导管相互作用时，可以降低温度。现已证明它是一种高效、快速和精确的温度控制形式，但它确实存在程序性风险、增加静脉血栓形成的风险[41]和中心静脉导管感染的风险[42]。

必须维持正常的血容量（使用 0.9% 的正常生理盐水）。为了维持 CPP，可以考虑轻度的高容量血症，但是为了避免肺水肿和 ARDS，需要审慎地进行。应避免使用低渗液体，如 0.45% 的盐水和葡萄糖。

二氧化碳分压正常（$PaCO_2$ 35~45mmHg）是首选，因为高碳酸血症会增加因脑血管扩张引起的 ICP 的增高。另外，建议避免低氧血症并维持 100mmHg 的 PaO_2。

躁动会导致颅压升高。必须注意使用短效麻醉剂，如吗啡和芬太尼，以确保疼痛得到充分的缓解。如果不能用疼痛解释躁动的原因，应考虑乙醇或非法药品戒断和谵妄状态。短效镇静药通常是神经系统患者人群的首选，因为查体时能让他们充分配合。

预防性使用抗癫痫药在急性颅脑损伤的治疗中仍存在争议。癫痫发作，无论是临床上惊厥性的或非惊厥发作，都会导致颅内压增高[44]。在 TBI 患者中给予 1 周 AED 预防，但没有证据支持常规持续使用[45]。对于脑出血或蛛网膜下隙出血的患者，除非认为癫痫发作可能导致再出血或未治疗的动脉瘤恶化，否则不应常规进行治疗。糖皮质激素对那些脑脓肿和肿瘤相关的血管源性水肿的患者是有益的。

具体措施

过度通气是一种在短时间内降低脑水肿所致急性颅高压的非常有效的方法[46]。它通过降低 $PaCO_2$ 而引起脑血管收缩来降低颅内压，只能持续 10~20 小时。$PaCO_2$ 低于 25 会引起脑血管过度收缩，增加继发性脑缺血的风险[47]。现已表明，持续 5 天的过度通气会减缓重度颅脑创伤患者在第 3 和 6 个月时的恢复程度[48,49]。

渗透治疗和高渗盐水治疗是降低脑水肿患者颅内压的有效方法。对于渗透治疗方法，甘露醇可用于的目标血清渗透压为 300~320[50]。它的使用剂量为 0.25~1.5g/kg，静脉注射。作用机制包括急性脱水效应和继发性高渗状态（利尿作用）。副作用包括低血压、低血容量和肾小管的损害。高渗盐水注射液（3%、7.5%、10% 和 23.4%）被证明在许多以 ICH 为特征的临床事件中是有效的。以团注的方式应用高渗盐水，能够解决甘露醇难以治疗的高颅压发作[51]。高渗盐水最有效的应用浓度和方法需要进一步研究。

使用巴比妥类药物是由于该类药物能够降低脑代谢和脑血流量，从而降低 ICP。巴比妥类药物的使用也可能发挥神经保护作用[52]。戊巴比妥是最常用的,作为首剂静推的负荷剂量为 5~20mg/kg,随后是 1~4mg/(kg·h)静脉注射。巴比妥类药物治疗可并发低血压,可能需要使用血管加压药。巴比妥酸盐的使用会导致神经功能的缺失,并且需要准确的 ICP、血流动力学和经常的脑电图监测来指导治疗。

　　如前所述,脑室穿刺造瘘术对于特定的疾病状态应该有特定的标准。应避免脑脊液快速引流,因为这可能导致硬膜下出血[53]。在高颅压的状态下,行腰大池引流是不恰当的,因为有导致小脑幕裂孔疝或中心疝的风险。

　　当所有控制 ICH 的措施在临床上无效时,应该考虑行大骨瓣减压术。大骨瓣减压术解除了颅骨的硬性束缚,允许颅腔内容物非挤压性膨胀。有越来越多的文献支持在某些临床状况下,行去骨瓣减压术的疗效。重要的是,已经表明在颅内压增高的患者,单独行去骨瓣减压术颅内压可降低 15%。若是去骨瓣减压术联合敞开硬膜则颅内压平均可降低 70%[54,55]。去骨瓣减压术还可改善脑组织氧合[56]。现已表明,它能改善恶性大脑中动脉卒中综合征的预后,但是未表明能改善 TBI 的预后[58,59]。

参考文献

1. Chesnut RM et al. A trial of intracranial-pressure monitoring in traumatic brain injury. *N Engl J Med*. 2012;367(26):2471–2481.
2. Raboel PH et al. Intracranial Pressure Monitoring: Invasive versus Non-Invasive Methods-A Review. *Crit Care Res Pract*. 2012;2012: 1–14.
3. Monro A. *Observations on the Structure and Functions of the Nervous System* 1783, Edinburgh: Printed for, and sold by, W. Creech. 176 p.
4. Greitz D et al. Pulsatile brain movement and associated hydrodynamics studied by magnetic resonance phase imaging. The Monro-Kellie doctrine revisited. *Neuroradiology*. 1992;34(5):370–380.
5. Neff S and Subramaniam RP, Monro-Kellie doctrine. *J Neurosurg*. 1996;85(6):1195.
6. Winn HR and Youmans JR. *Youmans Neurological Surgery*. 2004;5th:[4 v. (lxiv, 5296, cviii) ill. (some col.) 28 cm. + 1 CD-ROM (4 3/4 in.)].
7. Cardoso ER, Rowan JO, Galbraith S. Analysis of the cerebrospinal fluid pulse wave in intracranial pressure. *J Neurosurg*. 1983;59(5):817–821.
8. Hamer J et al. Influence of systemic and cerebral vascular factors on the cerebrospinal fluid pulse waves. *J Neurosurg*. 1977;46(1):36–45.
9. Marion DW, Darby J, Yonas H. Acute regional cerebral blood flow changes caused by severe head injuries. *J Neurosurg*. 1991;74(3):407–414.
10. Schmidt JM et al. Cerebral perfusion pressure thresholds for brain tissue hypoxia and metabolic crisis after poor-grade subarachnoid hemorrhage. *Stroke*. 2011;42(5):1351–1356.
11. Rosner MJ, Rosner SD, Johnson AH. Cerebral perfusion pressure: management protocol and clinical results. *J Neurosurg*. 1995;83(6):949–962.
12. Balestreri M et al. Impact of intracranial pressure and cerebral perfusion pressure on severe disability and mortality after head injury. *Neurocrit Care*. 2006;4(1):8–13.
13. Brain Trauma Foundation; American Association of Neurological Surgeons; Congress of Neurological Surgeons; Joint Section on Neurotrauma and Critical Care, AANS/CNS, Bratton SL, Chestnut RM, Ghajar J, McConnell Hammond FF, Harris OA, Hartl R, Manley GT, Nemecek A, Newell DW, Rosenthal G, Schouten J, Shutter L, Timmons SD, Ullman JS, Videtta W, Wilberger JE, Wright DW. Guidelines for the management of severe traumatic brain injury. VI. Indications for intracranial pressure monitoring. *J Neurotrauma*. 2007;24 Suppl 1:S37–S44.
14. Blei AT, Olafsson S, Webster S, et al. Complications of intracranial pressure monitoring in fulminant

hepatic failure. *Lancet.* 1993;341:157.

15. Ostrup RC, Luerssen TG, Marshall LF, et al. Continuous monitoring of intracranial pressure with a miniaturized fiberoptic device. J *Neurosurg.* 1987;67:206.
16. Gambardella G, d'Avella D, Tomasello F. Monitoring of brain tissue pressure with a fiberoptic device. *Neurosurgery.* 1992;31:918.
17. Bochicchio M, Latronico N, Zappa S, et al. Bedside burr hole for intracranial pressure monitoring performed by intensive care physicians. A 5-year experience. *Intensive Care Med* 1996;22:1070.
18. Kasotakis G, Michailidou M, Bramos A, et al. Intraparenchymal vs extracranial ventricular drain intracranial pressure monitors in traumatic brain injury: less is more? *J Am Coll Surg.* 2012 Jun;214(6):950–957. doi: 10.1016/j.jamcollsurg.2012.03.004. Epub 2012 Apr 26.
19. Kantar RK, Weiner LB, Patti AM, et al. Infectious complications and duration of intracranial pressure monitoring. *Crit Care Med.* 1985 Oct;13(10):837–839.
20. Morgenstern LB, Hemphill JC III, Anderson C, et al. American Heart Association Stroke Council and Council on Cardiovascular Nursing. Guidelines for the management of spontaneous intracerebral hemorrhage: a guideline for healthcare professionals from the American Heart Association/American Stroke Association. *Stroke.* 2010 Sep;41(9):2108–2129. doi: 10.1161/STR.0b013e3181ec611b. Epub 2010 Jul 22.
21. Ratanalert S, Phuenpathom N, Saeheng S, et al. ICP threshold in CPP management of severe head injury patients. *Surg Neurol.* 2004 May;61(5):429–434; discussion 434–435.
22. Saul TG, Ducker TB. Effect of intracranial pressure monitoring and aggressive treatment on mortality in severe head injury. *J Neurosurg.* 1982 Apr;56(4):498–503.
23. Narayan RK et al. Intracranial pressure: to monitor or not to monitor? A review of our experience with severe head injury. *J Neurosurg.* 1982 May;56(5):650–659.
24. Mack WJ, King RG, Ducruet AF, et al. Intracranial Pressure Following Aneurysmal Subarachnoid Hemorrhage: Monitoring Practices and Outcome Data. *Neurosurg Focus.* 2003;14(4).
25. Hayashi M, Handa Y, Kobayashi H, et al. Plateau-wave phenomenon (I). Correlation between the appearance of plateau waves and CSF circulation in patients with intracranial hypertension. *Brain.* 1991;114 (Pt 6):2681.
26. Rebuck, K. Murry, D. Rhoney, D. et al. Infection related to intracranial pressure monitors in adults: analysis of risk factors and antibiotic prophylaxis. *J Neurol Neurosurg Psychiatry.* 2000 September;69(3):381–384.
27. Chen L, Du HG, Yin LC, et al. Zero drift of intraventricular and subdural intracranial pressure monitoring systems. *Chin J Traumatol.* 2013;16(2):99–102.
28. Rosa M Martínez-Mañasa, David Santamartab, José M de Camposb, et al. Camino® intracranial pressure monitor: prospective study of accuracy and complications. *J Neurol Neurosurg Psychiatry* 2000;69:82–86.
29. Varelas P, Helms A, Sinson G, et al. Clipping or coiling of ruptured cerebral aneurysms and shunt-dependent hydrocephalus. *Neurocrit Care.* 2006;4(3):223–228.
30. Maniker AH, Vaynman AY, Karimi RJ, et al. Hemorrhagic complications of external ventricular drainage. *Neurosurgery.* 2006 Oct;59(4 Suppl 2):ONS419-24; discussion ONS424-5.
31. Mueller SW, Kiser TH, Anderson TA, et al. Intraventricular daptomycin and intravenous linezolid for the treatment of external ventricular-drain-associatedventriculitis due to vancomycin-resistant Enterococcus faecium. *Ann Pharmacother.* 2012 Dec;46(12):e35. doi: 10.1345/aph.1R412. Epub 2012 Dec 11.
32. Birnbaum T, Baumgarten LV, Dudel C, et al. Successful long-term control of lymphomatous meningitis with intraventricular rituximab. *J Clin Neurosci.* 2013 Sep 17. pii: S0967-5868(13)00287-7.
33. Ziai W, Moullaali T, Nekoovaght-Tak S, Ullman N, et al. No exacerbation of perihematomal edema with intraventricular tissue plasminogen activator in patients with spontaneous intraventricular hemorrhage. *Neurocrit Care.* 2013 Jun;18(3):354–361.
34. Beer R, Lackner P, Pfausler B, et al. Nosocomial ventriculitis and meningitis in neurocritical care patients. *J Neurol.* 2008 Nov;255(11):1617–1624.
35. Hill M, Baker G, Carter D, et al. A multidisciplinary approach to end external ventricular drain infections in the neurocritical care unit. *J Neurosci Nurs.* 2012 Aug;44(4):188–193.
36. Sonabend AM, Korenfeld Y, Crisman C, et al. Prevention of ventriculostomy-related infections with

prophylactic antibiotics and antibiotic-coated external ventricular drains: a systematic review. *Neurosurgery.* 2011 Apr;68(4):996–1005.

37. Xiang Wang, Yan Dong, Xiang-Qian Qi, et al. Clinical review: Efficacy of antimicrobial-impregnated catheters in external ventricular drainage—a systematic review and meta-analysis. *Critical Care* 2013, 17:234.

38. Rossi S, Zanier ER, Mauri I, et al. Brain temperature, body core temperature, and intracranial pressure in acute cerebral damage. *J Neurol Neurosurg Psychiatry.* 2001 Oct;71(4):448–454.

39. Polderman KH. Induced hypothermia and fever control for prevention and treatment of neurological injuries. Lancet 2008;371:1955–1969.

40. Jiang JY, Xu W, Li WP, et al. Effect of long-term mild hypothermia or short-term mild hypothermia on outcome of patients with severe traumatic brain injury. *J Cereb Blood Flow Metab.* 2006;26:771–776.

41. Simosa HF, Petersen DJ, Agarwal SK, et al. Increased risk of deep venous thrombosis with endovascular cooling in patients with traumatic head injury. *Am Surg.* 2007 May;73(5):461–464.

42. Patel N, Nair SU, Gowd P, et al. Central line associated blood stream infection related to cooling catheter in cardiac arrest survivors undergoing therapeutic hypothermia by endovascular cooling. *Conn Med.* 2013 Jan;77(1):35–41.

43. Zornow MH, Prough DS. Fluid management in patients with traumatic brain injury. *New Horiz.* 1995 Aug;3(3):488–498.

44. Gabor AJ, Brooks AG, Scobey RP, et al. Intracranial pressure during epileptic seizures. *Electroencephalogr Clin Neurophysiol.* 1984 Jun;57(6):497–506.

45. Chang BS, Lowenstein DH; Quality Standards Subcommittee of the American Academy of Neurology. Practice parameter: antiepileptic drug prophylaxis in severe traumatic brain injury: report of the Quality Standards Subcommittee of the American Academy of Neurology. *Neurology.* 2003 Jan 14;60(1):10–16.

46. Heffner JE, Sahn SA. Controlled hyperventilation in patients with intracranial hypertension. Application and management. *Arch Intern Med.* 1983 Apr;143(4):765–769.

47. Yundt KD, Diringer MN. The use of hyperventilation and its impact on cerebral ischemia in the treatment of traumatic brain injury. *Crit Care Clin.* 1997 Jan;13(1):163–184.

48. Diringer MN, Videen TO, Yundt K, et al. Regional cerebrovascular and metabolic effects of hyperventilation after severe traumatic brain injury. *J Neurosurg.* 2002 Jan;96(1):103–108.

49. Muizelaar JP, Marmarou A, Ward JD, et al. Adverse effects of prolonged hyperventilation in patients with severe head injury: a randomized clinical trial. *J Neurosurg.* 1991 Nov;75(5):731–739.

50. Roberts I, Schierhout G, Wakai A. Mannitol for acute traumatic brain injury. *Cochrane Database Syst Rev.* 2003;(2):CD001049

51. Fisher B, Thomas D and Peterson B. Hypertonic saline lowers raised intracranial pressure in children after head trauma. *J Neurosurg Anesthesiol.* 1992;4:4–10.

52. Roberts I. Barbiturates for acute traumatic brain injury. *Cochrane Database Syst Rev.* 2000;(2):CD000033.

53. Andrade AF, Paiva WS, Amorim RL, et al. Continuous ventricular cerebrospinal fluid drainage with intracranial pressure monitoring for management of posttraumatic diffuse brain swelling. *Arq Neuropsiquiatr.* 2011 Feb;69(1):79–84.

54. Timofeev I, Czosnyka M, Nortje J, et al. Effect of decompressive craniectomy on intracranial pressure and cerebrospinal compensation following traumatic brain injury. *J Neurosurg.* 2008 Jan;108(1):66–73.

55. Kunze E, Meixensberger J, Janka M, et al. Decompressive craniectomy in patients with uncontrollable intracranial hypertension. *Acta Neurochir Suppl.* 1998;71:16–18.

56. M Jaeger, M Soehle, and J Meixensberger. Effects of decompressive craniectomy on brain tissue oxygen in patients with intracranial hypertension. *J Neurol Neurosurg Psychiatry.* 2003 April; 74(4):513–515

57. Yang XF, Yao Y, Hu WW, et al. Is decompressive craniectomy for malignant middle cerebral artery infarction of any worth? *J Zhejiang Univ Sci B.* 2005 Jul;6(7):644–649.

58. D. J. Cooper, J. V. Rosenfeld, L. Murray, et al. Decompressive craniectomy in diffuse traumatic brain injury. *The New England Journal of Medicine*, vol. 364, no. 16, pp. 1493–1502, 2011.

59. J. Ma, C. You, L. Ma, et al. Is decompressive craniectomy useless in severe traumatic brain injury?

Critical Care, vol. 15, no. 5, article 193, 2011.

60. Tanweer O, Boah A, Huang PP. Risks for hemorrhagic complications after placement of external ventricular drains with early chemical prophylaxis against venous thromboembolisms . *J Neurosurg.* 2013 Nov;119(5):1309–1313.

61. Slazinski. T. et al. Care of the patient undergoing intracranial pressure monitoring/external ventricular drainage or lumbar drainage. *American Association of Neuroscience Nurses*: 1–37.

62. Korinek AM, Reina M, Boch AL, et al. Prevention of external ventricular drain-related ventriculitis. *Acta Neurochir (Wien).* 2005 Jan;147(1):39-45; discussion 45–46.

63. Pincus SM. Approximate entropy as a measure of system complexity. *Proc Natl Acad Sci U S A* 1991 March 15;88(6):2297–2301.

64. Tanweer O, Boah A, Huang PP. Risks for hemorrhagic complications after placement of external ventricular drains with early chemical prophylaxis against venous thromboembolisms. *J Neurosurg.* 2013 Nov;119(5):1309–1313.

第 2 章

经颅多普勒监测

Maher Saqqur, MD, MPH, FRCPC
David Zygun, MD, MSc, FRCPC
Andrew Demchuk, MD, FRCPC
Herbert Alejandro A. Manosalva, MD

简介

经颅多普勒(TCD)在神经重症监护室(NCCU)已经作为一种监测工具越来越多应用于临床,因为它是一种非侵袭性的监测方法并可在床旁应用。

本章的目的是阐述在 NCCU 中 TCD 的常见适应证,其包括:①探测和监测动脉瘤和创伤性蛛网膜下腔出血(SAH)患者的脑血管痉挛(VSP);②在重型颅脑外伤患者中,TCD 作为颅内压(ICP)及脑灌注压(CPP)非侵袭性的评估因子正应用于临床研究。另外,在急性缺血性中风患者中,TCD 可以作为血管微血栓信号的检测工具。

最后,TCD 在临床脑死亡的诊断中已经被广泛应用于临床研究。在过去 10 年里,功率 M 型多普勒、经颅双重彩色编码及造影剂的应用扩大了 TCD 在 NCCU 中的应用,包括在急性缺血性中风动脉闭塞的检测和颈动脉狭窄及血管血栓型疾病血栓信号的监测[1]。

蛛网膜下隙出血:血管痉挛的检测

脑血管痉挛(VSP)是蛛网膜下隙出血后血液产物刺激血管壁引起的迟发性脑血管收缩[2]。脑血管痉挛(VSP)往往在蛛网膜下隙出血后 3 天开始,6~8 天达到高峰。脑血管痉挛是蛛网膜下隙出血患者出现迟发性脑缺血(DCI)的主要原因[3]。另外,与无 VSP 的患者相比,并发严重 VSP 的死亡率也有明显的增高。SAH 最主要的原因是自发性动脉瘤破裂[4],其他原因包括头部外伤及神经外科手术,如脑肿瘤。VSP 是动脉瘤蛛网膜下隙出血的一个常见并发症,发生率达 40%,其脑卒中及死亡的风险达 15%~20%[5]。

Ecker 和 Riemenschneider 通过脑血管造影第一次证明了蛛网膜下隙出血后脑血管痉挛的情况[6]。VSP 诊断的金标准是脑血管造影。但是,血管造影是侵袭性的检查方法,并有并发脑血栓、动脉破裂、中风的危险[7]。大约 20 年前，建议 TCD 应用于 VSP 的诊断[8]，TCD 诊断 VSP 基于血流动力学的原理，即血流速度与动脉管径呈负相关。理论上来说，TCD 可以作为一种相对简单的 VSP 筛查方法，一些学者提倡用 TCD 取代脑血管造影[9-11]。

虽然 TCD 诊断 VSP 是有效的，但数项研究表明，孤立的根据 TCD 的血流速度不能精确的评估 VSP 的存在，而反复的一系列 TCD 检测能提高诊断的准确性[12]。

经颅多普勒的技术问题

TCD 是一种非侵袭性、床旁、经颅脉冲方法，可测定大脑基础血管的血流速度。用通脉冲多普勒仪器选应用距离时，探头应放置在颧弓上颞区的位置，根据多普勒信号，不仅可以测定大脑中动脉血流速度（MCA），还可以测定大脑前动脉（ACA）、颈内动脉终末支（tICA）和大脑后动脉（PCA）稳定状态下及压颈实验下的血流速度。

TCD 检测开始取 SAH 后的 2 或 3 天的检测数值作为基线，全面遵守制订的方案，仔细检测所有的近段颅内血管，最后，TCD 检测 SAH 后的 4~14 天的日常数值。TCD 检测通过颞窗检测患侧近段 MCA，通常深度为 50~60mm。然后，检测远端 MAC，深度为 40~50mm。之后，检测近段 MCA/ACA 分叉部，双向血流信号深度位置为 60~80mm，检测探头继续通过颞窗向尾部成角评估 tICA，深度为 60~70mm。颞窗通过后部成角评估大脑后动脉，深度为 55~75mm。上述可以重复应用于对侧大脑半球，另外，颈内动脉虹吸部通过眼眶窗口也可以检测，深度为 60~70mm。如果检测不到颞窗 ICA 信号，这种办法是可取的。

转换窗口通过枕骨大孔检测，在深度 75mm 定位椎动脉（VA）远端和基底动脉（BA）近端，基底动脉（BA）远端测定（范围深度为 80~100mm）之后，通过横向探头评估测定左右侧椎动脉（VA）近端，深度为 50~80mm，最后通过颌下窗口获得相关的颅外颈内动脉的血流速度，以便计算 Lindegaard 指数。Lindegaard 指数或半球指数，是颅内段颈内动脉最快血流和同侧颅外段颈内动脉的最快血流速度的比值。

TCD 技术也称为功率 M 型多普勒（PMD/TCD），是目前应用和操作简单的 TCD。其在 PMD 显示器上能同时提供多重的血流信息[1]。PMD/TCD 作为快速的床旁技术引起人们的关注。PMD 有助于颞窗的定位和波普线的校准，能同时评估多重血管血流信号和光谱。PMD 信号减弱与 VSP 血流干扰引起的动荡相关（图 2.1[13]）。

在基础血管中，VSP 的程度与血管收缩引起的血流加速度的量相关[11]。其 TCD 平均血流速度与 MCA 血管造影收缩的发生有极大的关联性。Lindegaard 等[11]指出，MCA 血管痉挛 TCD 上的血流速度大于 120cm/s，血流速度与动脉管径呈负相关关系。此外，MAC 血流速度大于 100cm/s，提出 MAC 的预测管径 ≤1mm。MAC 正常的直径约为 3mm。

不幸的是，TCD 平均血流速度（MFV）并不能测定脑血容量（CBF），也不能代替 CBF 的测量[14-16]。TCD MFV 可提供血管狭窄程度、痉挛进展和转归、血管代偿性舒张的预测评估。

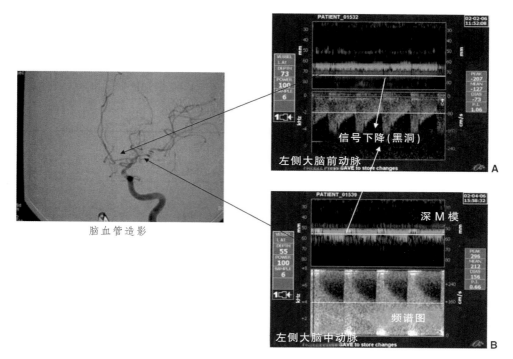

脑血管造影

图 2.1[*]　患者具有严重左侧 MAC 及中度 ACA VSP：在 MAC 和 ACA 信号急速下降时得到最高 MFV。(A)左侧 ACA MFV=127cm/s，提示中度 VSP。(B)左侧 MCA MFV=212cm/s，提示重度 VSP。

　　TCD 作为监测工具用于不同药物实验中的 VSP 的进展[17,18]，TCD 也被用于检测血管内介入治疗的有效性[19]及脑血管狭窄的复发[20]。

　　提升的 TCD MFV 能提示脑 VSP，而单纯的血流速度并不能确定患者是否有 VSP 的临床症状[21]。此外，不同的颅内血管有不同的诊断 VSP 速度标准。在下面的一些小节里，我们参阅文献来阐述不同颅内血管 TCD 的诊断标准。

　　Kantelhard 等的最新研究表明，CT 血管造影可以简单有效地与 TCD 相比较。它可以提供动脉血管的解剖定位，有助于规范研究标准和减少研究者间的可变性。此外，图像引导可以使 TCD 更广泛地应用于病理及解剖变异情况[22]。

大脑中动脉血管痉挛

　　TCD 在检测 MCA VSP 时，有充分的证据及确切的价值[23-29]。TCD 的敏感性为 38%~91%，特异性为 94%~100%(见图 2.1，患者有严重的近端 MCA 和 ACA VSP)。

　　Vora 等[28]研究表明了 SAH 后近端 MCA MFV 和血管造影 VSP 的相互关系。他们检

---

[*] 扫描封底下方微信公众号的二维码，点击"读者"界面，在"配书资源"中可免费观看该图的彩图。

测了 3 个不同的参数：MCA3 个深度的最高血流速度(5、5.5、6cm)，DSA 前 1 天最大的 MFV 增长，同侧和对侧 MCA 的 MFV 差异。MCA MFV≥120cm/s 时，TCD 检测中重度 MCA VSP 的敏感性为 88%，特异性为 72%。然而，MCA MFV≥200cm/s 时，检测中重度 MCA VSP 的敏感性为 27%，特异性为 98%。因此，对于各个患者，仅仅低或极高的 MCA MFV (即，<120 或≥200cm/s)就能准确的预测临床明显的脑血管造影 VSP(中重度 VSP)的存在。而中间的血流速度，对于大约一半的患者检测结果则是不可靠的，需谨慎解读。有趣的是，MCA MFV 为 160~199cm/s 以及右到左侧 MFV 差异大于 40cm/s 的所有患者，均有明显的 VSP。

　　Burch 等[23]发现，当采用 MCA MFV120cm/s 时，TCD 检测中重度 VSP(>50%)的敏感性较低(43%)，但特异性较好(93.7%)。当诊断标准改变为至少 130cm/s 时，其特异性为 100%(tICA)和 96%(MCA)，阳性预测值为 100%(tICA)和 87%(MCA)。由此，我们得出的结论是，当流速至少为 130cm/s 时，TCD 能精确地检测 tICA 和 MCA-VSP。但是其敏感性可能被低估而操作者失误的重要性被高估。

　　最后，血流速度(FV)增加未必意味着动脉收缩。血流增加和血管内径的减小均可导致高 FV。因此，单纯应用 FV，不可能把 VSP 与脑充血区分开来[27,28]。考虑到 TCD 这一诊断缺陷，Lindegaard 等[10]建议，应用颅内动脉和颅外颈内动脉的 FV 比值。这一比值的正常值是 1.7+0.4[30]。由于个体解剖差异，建议每个患者自己对照。如 MCA/颅外 ICA MFV 比值大于 3，则提示适度近端 MCA VSP，而比值大于 6 则提示重度 MCA VSP。

　　MCA VSP 检测受多重因素的干扰：错误的血管辨认(tICA，PCA)、侧支循环流量的增加、充血/过度灌注、近端血流动力的障碍(颅外颈内动脉血栓或梗阻)、操作者缺乏经验，以及血管的变异。

　　最近，我们研究组推荐用 TCD 诊断标准来检测 MCA VSP，依据血管造影证实 MCA-VSP 有助于更精确地探测 VSP。依据我们的研究发现[31]，我们提出一种检测 MCA VSP 的评分系统，使用单一标准，VSP 检测仅有中度敏感性和特异性。在我们的研究中，我们联合采用多重标准(基线 MCA MFV≥120cm/s，造影前 MCA MFV≥150cm/s，以及造影前 MCA MFV 与基线 MCA MFV 的比值≥1.5)能更精确地评估检测 MCA VSP(图 2.2)。

大脑前动脉血管痉挛

　　TCD 检测大脑前动脉血管痉挛(ACA-VSP)的应用在不同的研究中进行了检验[8,24,26,32,33]。一般来说，TCD 检测 ACA-VSP 的敏感性较低(13%~83%)，特异性中等(65%~100%)。

　　Wozniak 等[33]研究发现，TCD 检测任何程度的 ACA-VSP，其敏感性都很低(18%)，但特异性很高(65%)。其诊断 ACA-VSP 的标准为 ACA MFV >120cm/s。对于中重度 VSP(>50%狭窄)，其敏感性可增加至 35%。Grollimund 和他的同事[32]应用 ACAFV 增加 50%作为诊断标准，能精确地在 14 例中检测到 10 例 VSP(敏感性 71%)。ACA-VSP 无法检测出现在远端的胼周动脉时的 VSP。相反，Lennihan 及其同事[26]应用 FV≥140cm/s 作为诊断标准，在 15 例 ACA-VSP 中仅检测到 VSP2 例(敏感性 13%)。VSP 只出现在未受 TCD 声波

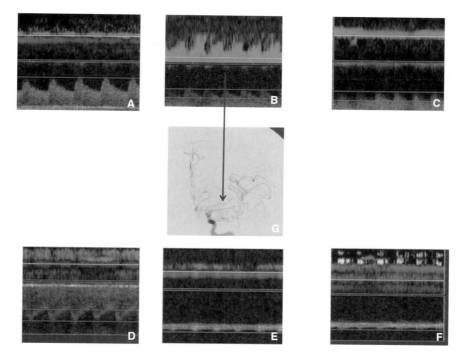

图 2.2*　一位 52 岁右侧 ICA 囊状动脉瘤弹簧圈栓塞术后的患者。(A)　第 2 天：TCD 基线显示左侧 MCA MFV136cm/s（bMCA MFV≥120cm/s）。(B)　第 6 天：造影前左侧 MCA MFV 210cm/s（aMCA /bMCA MFV=1.55），同时显示血管造影 MCA MFV>150cm/s，以及 aMCA /bMCA MFV≥1.5。(C)第 6 天：造影前右侧 MCA MFV 99cm/s(aMCA /bMCA MFV=1.4)，同时显示 aMCA /bMCA MFV≥1.25。(D)第 6 天：造影前左侧 ACA MFV 168cm/s[aMCA /(i)ACA MFV=1.5]。(E)第 6 天：造影前左侧 PCA MFV 32cm/s(aMCA /iPCA MFV=8)，同时显示 aMCA /iPCA MFV≥2.5。(F)第 6 天：造影前左侧 ICA（颅外）MFV 30cm/s（aMCALindegaard 指数=8.6），同时显示 aMCALindegaard 指数≥3。(G)第 6 天：血管造影显示左侧 MCA 重度 VSP。

作用影响的 5 例中的一部分。9 例多普勒信号不能等同于血管造影（假阳性狭窄），包括 3 例受试者血管造影，证实 VSP。Aaslid 及同事发现 ACA FV 与血管剩余管径相关性较差。

　　ACA-VSP 的检测受多重限制：侧支循环存在(1 个患者伴有 ACA-VSP 可能并没有高 MFV，因为通过前交通动脉分流至对侧 ACA)、A2 远端（胼周动脉）检测困难及颞窗检测角度不良。

颈内动脉血管痉挛

　　有关 TCD 检测颈内动脉血管痉挛(ICA-VSP)作用的研究很少[23,34]。

　　Burch 等[23]发现，MFV>93cm/s 时，提示终端 ICA(tICA)VSP，其敏感性为 25%，特异性为 93%。当诊断标准改为 MFV≥130cm/s 时，特异性为 100%(iICA)和 96%(MCA)，阳性预测值为 100%(iICA)和 87%(MCA)。作者的结论是，当 MFV≥130cm/s 时，TCD 能精确检测 tICA 和 MCA VSP。但是，其敏感性可能被低估而操作者失误则被高估。

ICA-VSP 的检测受多重因素的影像：侧支血流的增加、充血/过度灌注，以及解剖学因素[眼动脉(OA)和 ICA 痉挛血管的声波检测角度>30°]。

椎基底动脉痉挛

许多研究肯定了 TCD 检测椎基底动脉痉挛的能力[35-37]。

Sloan 及其同事[36]发现，MFV≥60cm/s 时，提示椎动脉痉挛(敏感性为 44%、特异性为 87.5%)和基底动脉痉挛(敏感性为 76.9%、特异性为 79.3%)。当检测标准提高为≥80cm/s (VA)和≥90cm/s(BA)时，可排除所有的假阳性结果(特异性和阳性预测价值均为 100%)。Sloan 得出的结论是，TCD 在检测 BA 痉挛具有较好的特异性，而且，检测 VA 痉挛也有较高的灵敏性和特异性。当 VA 和 BA 的血流速度分别≥80cm/s 和≥95cm/s 时，TCD 的特异性为 100%。

Soustiel 等[37]发现，BA 与 VA 颅外段(eVA)的比值可能有助于区分 BA 痉挛与椎基底动脉充血，并可提高 TCD 在诊断 BA 痉挛时的精确度和可信度。BA:eVA 的比值>3 可以准确反映严重 BA 痉挛(直径缩小 50%)的病情。

检测 VB 痉挛发现，其由多种因素造成的，包括严重的双侧 PCA 痉挛、侧支血流增加、过度灌注和解剖变异(VA 水平走行、BA 迂曲)。

Lindegaard 比值测定

尽管 TCD 辨别 MCA 痉挛极其精确，但进行全颅底血管超声检测，比单一行 MCA 超声检测的诊断价值更佳。Naval 等[12]的研究分为两部分，将血流速度相对增加的可信度与既往使用的绝对血流速度指数的可信度进行比较，并校正了充血引起的血流速度变化。与绝对血流速度指数相比，动脉瘤引起的蛛网膜下隙出血的患者，其血流速度的相对变化与临床意义上的血管痉挛更具有相关性。校正充血的影响（Lindegaard 比值）提高了 TCD 检测 VSP 的价值。所有有症状的 10 位患者的血流速度是无症状患者的两倍，其中 5 位患者血流速度提高了 3 倍。

TCD 检测末梢血管痉挛

少数患者的 VSP 只局限在末梢血管。但是，末梢血管 VSP 很少使用 TCD 进行检测[38]。可通过头颅 CT 发现的脑出血后末梢血管血流分布形式来预测末梢血管 VSP。在一些病例中，TCD 可检测出 M2 段血流下降，提示末端血管狭窄。幸运的是，很少存在孤立的末梢 VSP，多种大脑血流检测方法，如氙 CT 和 SPECT 可帮助确定诊断。更新的 CT 血管造影术能更好地显示末梢血管结构。

虽然 TCD 具有携带方便、价格低廉、简单易重复以及无侵袭性的优点，然而，其仍因对操作者要求高和对末端血管检测的低敏感性导致其使用受到限制。TCD 似乎在检测 MCA VSP 时是极佳的，尽管完整评估颅内动脉需要使用 Lindegaard 比值来校正由充血引起的血流速度改变。另外，在确诊 VSP 时，需要比较日常血液流动速度的变化趋势。在第一个 24 小时内,MFV 增加超过 50cm/s 或者更多,表明此时高发由 VSP 引起的继发性脑缺血[39]。

经颅多普勒在颅脑外伤中的应用:颅内压和脑灌注压

建议监测和调控重度颅脑外伤患者的 ICP 和 CPP[40,41]。颅内压监测需要置入一个有创探头装置,但其存在引发感染、出血、故障、错位、失灵的风险。因此,建议用 TCD 作为一个潜在无创的 ICP 和 CPP 评估方法。

已有用多种不同的方法来研究 TCD 参数、CPP 以及 ICP 之间的关系。Chan 及其同事调查研究了 41 位 TBI 患者[42]。当 ICP 增加时,CPP 降低,同时血流速度下降,其首先影响最初的舒张压。当 CPP 值低于 70mmHg 时,他们发现 TCD 的搏动指数增加[PI=(收缩期峰值流速–舒张末期流速)/同期平均流速](r=–0.942, P<0.0001)。不管是 ICP 增高或者动脉血压下降导致的 CPP 降低都会引起搏动指数增加。Klingelhofer 指出,ICP 增加体现在阻力指数[(收缩期峰值流速–舒张末期流速)/收缩期峰值流速]和 MFV 的变化上[43]。在随后的一项研究中,这组患者中所选的 13 位脑病患者中,也表明 ICP 与平均系统动脉压×阻力指数/MFV 之间存在较好的相关性(r=0.873;P≤0.001)[44]。Homberg 发现,ICP 每变化 1mmHg,PI(阻力指数)变化 2.4%[45]。

尽管先前提到的证据提示,在一些合适的病例中,TCD 参数与 ICP 和 CPP 具有相关性,但需要对这些无创测量方法测出的数据进行综合分析方可被临床实践所接受。最初提出的预测绝对 CPP 的公式已被证实是令人失望的,预测数值的置信区间[3]为 95%[46,47]。Schmidt 及其同事展示了一台内置算法的双侧 TCD 原型机,其通过分析 CPP 和动脉血压的外部测量值证实,两者与无创灌注测量之间存在相关性[48]。他们使用的公式是 CPP=平均动脉压×舒张期流速/MFV+14mmHg,且发现了 CPP 测量值与 CPP 预估值之间存在绝对差异(89% 的测量差异小于 10mmHg,92% 的测量差异小于 13mmHg)。CPP±12mmHg 的置信区间为 95%,范围为 70~95mmHg。而且证实预测 ICP 具有类似的置信区间[49]。不幸的是,这些数值仍不能被临床所接受。Bellner 及其同事确定了 PI 与 ICP(>20mmHg)之间存在相关性,敏感性为 0.89,特异性为 0.92[50]。他们确认 PI 可为确诊疑似颅内高压的患者提供证据,而且在 NCCU 需要重复测量 PI。

最后,TCD 可作为颅脑外伤后脑血管痉挛的检测工具。其发生是可变的可见于 19%~68% 的 TBI 病例中。然而,与动脉瘤 SAH 相比,其早期发病和持续时间较短,临床证候趋于平缓[51]。Razumovsky 在近期一项有关战时颅脑外伤的研究中发现,TCD 对轻、中、重度 VSP 的检测率分别为 37%、22% 和 12%。TCD 记录的颅内高压比率为 62.2%,其中 5 位患者接受了血管成形术以治疗创伤后血管痉挛,16(14.4%)位患者接受了颅骨切除术。他推断大脑动脉痉挛和颅内高压是战时 TBI 的高发和严重的并发症,因此,为了对它们进行鉴别和后续治疗,建议使用常规 TCD 监测[52]。

脑死亡

TCD 的结果适用于脑死亡的诊断，包括：①短暂的收缩期前向血流或收缩期峰值与舒张期反向的血流；②短暂的收缩期前向血流或收缩峰值血流而舒张期无血流；③患者检测不出血流，而之前记录的 TCD 检查存在有明显的血流。最近，Freitas 和 Andre 对之前的 16 项研究进行系统性回顾，以便检测 TCD 在临床诊断患者脑死亡中的作用[64]。总体的敏感性为 88%，造成假阳性的最常见的原因是没有信号，占 7%；其次为持续血流，占 5%。总体特异性为 98%。重要的是，诊断脑死亡的标准是多重的，只有 7 个团队在分析评估椎基底动脉，而且一些作者认可单一血管没有血流作为诊断标准。同一组作者在巴西进行了一项包含 206 位患者的研究，是迄今为止最大型的有关临床诊断脑死亡的研究。TCD确诊脑死亡的灵敏度为 75%。多变量分析显示了拟交感活性药物使用的缺失以及性别为女性与假阴性结果相关联。TCD 诊断脑死亡的准确性依赖于脑死亡与 TCD 检测之间的时间间隔[65]。有些患者在满足 TCD 的诊断标准之前，需要反复进行 TCD 检测[66]。

急性缺血性卒中及再灌注监测

超早期的神经影像检查通过测定血管闭塞和侧支循环再灌注的状态，可以为患者提供至关重要的信息，并可在治疗的早期阶段了解缺血的范围和严重程度[67]。平扫 CT 可将缺血损伤的早期改变可视化，提供有关缺血范围和严重程度的信息。高密度的 MCA 主干和 M2 段的点状信号，可为闭塞和血栓停滞的位置提供一些线索[68]。CTA 和 MRA 是在急性缺血性卒中评估血管是否通畅的方法。然而，这两种影像方法都是"瞬时拍照"[69,70]，在静脉注射 tPA 治疗急性缺血性卒中期间，这两种影像方法都无法持续提供动脉是否通畅的信息。TCD 是理想的床边监测装置，其具有廉价、易携带、无创以及需要患者合作最少等优点。TCD 尚未广泛应用于急性缺血性卒中，这是因为 TCD 过分依赖于操作者，从而影响其在急性缺血性卒中中的应用。各项研究比较，在急性缺血性卒中背景下，TCD 与 DSA、CTA 及 MRA 的精确性，各不同[71-74]。运用特定的流体流动参数可将 TCD 诊断标准变得更精细，这样可提高其准确性。TCD 检测 MCA 闭塞的精确性高于其他部位，如 VA 和 BA 闭塞[75,76]。

PMD/TCD 比值提高了窗口检出率，同时在 M 模式显示下，通过提供多组流动参数降低了对操作者的依赖[1]。PMD/TCD 简化了临时的窗口定位和超声波束队列，可同时观察多个血管的血流数据，但没有声音和光谱数据（图 2.3[78]）。

长期的 TCD 检测已经进行了多年。按照安全指南进行诊断疾病的频率和功率未发现对生物危害的证据[79]。最近的研究证实，TCD 监测在治疗急性缺血性卒中时，可起到观察 MCA 闭塞的实时变化和血栓溶解速度的作用[80]。急性缺血性卒中时，连续获取某个血管闭塞的持续信息有助于下一步溶栓治疗决策的制订[81]。一些血管闭塞已被证实对 tPA 治疗不敏感[82]。ICA 终末段和 ICA/MCA 移行处的血管闭塞很难完全再通[83]。

由 TCD 监测到的静脉注射 rt-PA 治疗后动脉再通的时间，与卒中后临床恢复有关，而

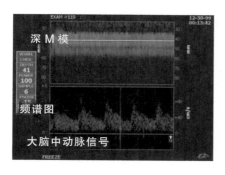

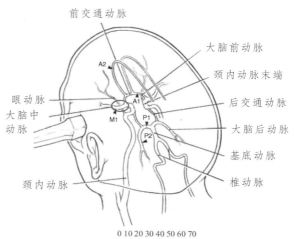

图 2.3[*]　经颞视窗：通过将探头向前对准外耳与颧骨额突之间的部位，用 100% 超声能量，深度为 30~60mm，获得 MCA M1 和 M2 的信号。

且现已证实 300 分钟的时间窗可以获得早期完全康复[84]。快速的血管再通与更好的早期改善有关，反之，缓慢(>30 分钟)的血流改善以及减弱的血流信号则预示较差的预后。总之，血管再通的程度是预后的一个独立预测因素[85]。将卒中严重程度和早期 CT 的缺血性改变结合，是静脉注射 tPA 治疗早期结果最具预测性的指标[86]。早期再闭塞这种现象是溶栓治疗时的 TCD 监测的另一个常见发现，这使得系统 tPA 治疗更加复杂。接受 tPA 治疗的患者高达 34% 会出现血管再闭塞，这导致 2/3 患者的病情在最初的改善后会再度恶化[87,88]。

栓子的监测

　　TCD 可以检测出瞬时的高亮度信号(HITS)，或被称为微栓子信号(MES)，这表明血栓正在通过颅内重要血管(图 2.4)。在动物模型中，MES 对应真实的血栓[89]。TCD 可以通过对双侧大脑中动脉持续发送声波来检测血栓。在急性卒中的早期经常会发现这些 MES 信号[90]。当病因与大动脉粥样硬化(例如，颈内动脉或大脑中动脉狭窄)有关时，MES 是早期缺血复发的独立预测因素[91-95]。颈内动脉内膜剥脱术后，右旋糖酐治疗可降低血栓的数量，血栓数量的检测亦可优化颈内动脉内膜剥脱术的效果[96]。与过滤装置相比，颈内动脉支架成形术中阻断近端血管的血栓监测同样显示有较低的血栓计数[97]。

　　阿司匹林[98,99]、氯吡格雷[100]、替罗非班和肝素[101]皆可降低 MES 的计数，且被证实可减少临床缺血性事件(TIA、中风)的发生概率。这些药物的联合治疗可最大限度地阻碍微血栓的形成。这需要进行以临床预后为主要终点的大规模试验。

颈内动脉内膜剥脱和颈内动脉支架置入

　　颈内动脉内膜剥脱术中的 TCD 监测可提供 MCA 血流速度的相关信息，这些信息与

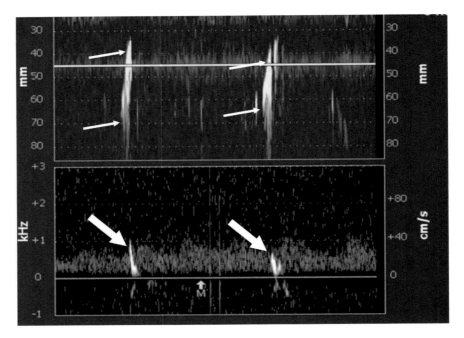

图 2.4*   两个微血栓在光谱图上显示为高强度、瞬间及单向的信号(白色粗箭头)。在 M 模式下行跨空间移动(白色细箭头)。

术中阻断血管的残端压力有关。另外,在颈内动脉内膜剥脱(CEA)和颈内动脉支架成形术中,TCD 可对 MES 进行实时监控,并且这些结果与新的缺血性卒中的发生有关。

结论

TCD 是 NCCU 成熟、常规的监测模式。它是一项蛛网膜下隙出血患者中筛选、诊断 VSP 的确切方法,其筛选结果可被应用在后续的治疗中。最近研究表明,TCD 监测对于发现 ICP 的增高和 CPP 的降低有较好的应用前景。脑死亡的 TCD 表现已有详细描述,可以提示在最适宜的时间进行验证性检测,如血管造影术。TCD 在急性缺血性卒中的诊断和监测中起到双重作用。

参考文献

1. Moehring MA, Spencer MP. Power m-mode Doppler (pmd) for observing cerebral blood flow and tracking emboli. *Ultrasound in medicine & biology.* 2002;28:49–57.
2. Weir B, Grace M, Hansen J, Rothberg C. Time course of vasospasm in man. *J Neurosurg.* 1978;48:173–178.
3. Sloan M. Cerebral vasoconstriction: Physiology, patho-physiology and occurrence in selected cerebrovascular disorder. In: Caplan LR, ed. *Brain ischemia : Basic concept and their clinical relevance.* London: Springer-Verlag; 1994:151–172.

4. Reynolds AF, Shaw CM. Bleeding patterns from ruptured intracranial aneurysms: An autopsy series of 205 patients. *Surg Neurol.* 1981;15:232–235.

5. Bleck TP. Rebleeding and vasospasm after sah: New strategies for improving outcome. *J Crit Illn.* 1997;12:572–582.

6. Ecker A, Riemenschneider PA. Arteriographic demonstration of spasm of the intracranial arteries, with special reference to saccular arterial aneurysms. *J Neurosurg.* 1951;8:660–667.

7. Cloft HJ, Joseph GJ, Dion JE. Risk of cerebral angiography in patients with subarachnoid hemorrhage, cerebral aneurysm, and arteriovenous malformation: A meta-analysis. *Stroke.* 1999;30:317–320.

8. Aaslid R, Huber P, Nornes H. Evaluation of cerebrovascular spasm with transcranial Doppler ultrasound. *J Neurosurg.* 1984;60:37–41.

9. Seiler R, Grolimund P, Huber P. Transcranial Doppler sonography. An alternative to angiography in the evaluation of vasospasm after subarachnoid hemorrhage. *Acta radiologica. Supplementum.* 1986;369:99–102.

10. Lindegaard KF, Nornes H, Bakke SJ, et al. Cerebral vasospasm diagnosis by means of angiography and blood velocity measurements. *Acta Neurochir (Wien).* 1989;100:12–24.

11. Lindegaard KF, Nornes H, Bakke SJ, et al. Cerebral vasospasm after subarachnoid haemorrhage investigated by means of transcranial Doppler ultrasound. *Acta Neurochir Suppl (Wien).* 1988;42:81–84.

12. Naval NS, Thomas CE, Urrutia VC. Relative changes in flow velocities in vasospasm after subarachnoid hemorrhage: A transcranial Doppler study. *Neurocritical care.* 2005;2:133–140.

13. Akhtar N, Saqqur M, Roy J, et al. Developing criteria on power m mode transcranial Doppler ultrasound for angiographic proven cerebral vasospasm in aneurysmal subarachnoid hemorrhage patients. *World Stroke Congress (abstract).* 2004.

14. Yonas H, Sekhar L, Johnson DW, et al. Determination of irreversible ischemia by xenon-enhanced computed tomographic monitoring of cerebral blood flow in patients with symptomatic vasospasm. *Neurosurgery.* 1989;24:368–372.

15. Clyde BL, Resnick DK, Yonas H, et al. The relationship of blood velocity as measured by transcranial Doppler ultrasonography to cerebral blood flow as determined by stable xenon computed tomographic studies after aneurysmal subarachnoid hemorrhage. *Neurosurgery.* 1996;38:896–904; discussion 904–905.

16. Romner B, Brandt L, Berntman L, et al. Simultaneous transcranial Doppler sonography and cerebral blood flow measurements of cerebrovascular CO_2-reactivity in patients with aneurysmal subarachnoid haemorrhage. *British journal of neurosurgery.* 1991;5:31–37.

17. Yahia AM, Kirmani JF, Qureshi AI, et al. The safety and feasibility of continuous intravenous magnesium sulfate for prevention of cerebral vasospasm in aneurysmal subarachnoid hemorrhage. *Neurocritical care.* 2005;3:16–23.

18. Pachl J, Haninec P, Tencer T, et al. The effect of subarachnoid sodium nitroprusside on the prevention of vasospasm in subarachnoid haemorrhage. *Acta neurochirurgica. Supplement.* 2005;95:141–145.

19. Newell DW, Eskridge JM, Mayberg MR, et al. Angioplasty for the treatment of symptomatic vasospasm following subarachnoid hemorrhage. *J Neurosurg.* 1989;71:654–660.

20. Hurst RW, Schnee C, Raps EC, et al. Role of transcranial Doppler in neuroradiological treatment of intracranial vasospasm. *Stroke.* 1993;24:299–303.

21. Torbey MT, Hauser TK, Bhardwaj A, et al. Effect of age on cerebral blood flow velocity and incidence of vasospasm after aneurysmal subarachnoid hemorrhage. *Stroke.* 2001;32:2005–2011.

22. Kantelhardt SR, Greke C, Keric N, et al. Image guidance for transcranial Doppler ultrasonography. *Neurosurgery.* 2011;68:257–266; discussion 266.

23. Burch CM, Wozniak MA, Sloan MA, et al. Detection of intracranial internal carotid artery and middle cerebral artery vasospasm following subarachnoid hemorrhage. *Journal of neuroimaging: official journal of the American Society of Neuroimaging.* 1996;6:8–15.

24. Kyoi K, Hashimoto H, Tokunaga H, et al. [time course of blood velocity changes and clinical symptoms related to cerebral vasospasm and prognosis after aneurysmal surgery]. *No Shinkei Geka.* 1989;17:21–30.

25. Langlois O, Rabehenoina C, Proust F, et al. [diagnosis of vasospasm: Comparison between arte-

riography and transcranial Doppler. A series of 112 comparative tests]. *Neurochirurgie.* 1992;38: 138–140.

26. Lennihan L, Petty GW, Fink ME, et al. Transcranial Doppler detection of anterior cerebral artery vasospasm. *J Neurol Neurosurg Psychiatry.* 1993;56:906–909.

27. Sloan MA, Haley EC, Jr., Kassell NF, et al. Sensitivity and specificity of transcranial Doppler ultrasonography in the diagnosis of vasospasm following subarachnoid hemorrhage. *Neurology.* 1989;39:1514–1518.

28. Vora YY, Suarez-Almazor M, Steinke DE, et al. Role of transcranial Doppler monitoring in the diagnosis of cerebral vasospasm after subarachnoid hemorrhage. *Neurosurgery.* 1999;44:1237–1247; discussion 1247–1248.

29. Hutchison K, Weir B. Transcranial Doppler studies in aneurysm patients. *The Canadian journal of neurological sciences. Le journal canadien des sciences neurologiques.* 1989;16:411–416.

30. Aaslid R, Markwalder TM, Nornes H. Noninvasive transcranial Doppler ultrasound recording of flow velocity in basal cerebral arteries. *J Neurosurg.* 1982;57:769–774.

31. Sebastian J, Derksen C, Khan K, et al. Derivation of transcranial Doppler criteria for angiographically proven middle cerebral artery vasospasm after aneurysmal subarachnoid hemorrhage. *Journal of neuroimaging : official journal of the American Society of Neuroimaging.* 2013;23:489–494.

32. Grolimund P, Seiler RW, Aaslid R, et al. Evaluation of cerebrovascular disease by combined extracranial and transcranial Doppler sonography. Experience in 1,039 patients. *Stroke.* 1987;18:1018–1024.

33. Wozniak MA, Sloan MA, Rothman MI, et al. Detection of vasospasm by transcranial Doppler sonography. The challenges of the anterior and posterior cerebral arteries. *Journal of neuroimaging: official journal of the American Society of Neuroimaging.* 1996;6:87–93.

34. Creissard P, Proust F. Vasospasm diagnosis: Theoretical sensitivity of transcranial Doppler evaluated using 135 angiograms demonstrating vasospasm. Practical consequences. *Acta neurochirurgica.* 1994;131:12–18.

35. Soustiel JF, Bruk B, Shik B, et al. Transcranial Doppler in vertebrobasilar vasospasm after subarachnoid hemorrhage. *Neurosurgery.* 1998;43:282–291; discussion 291–293.

36. Sloan MA, Burch CM, Wozniak MA, et al. Transcranial Doppler detection of vertebrobasilar vasospasm following subarachnoid hemorrhage. *Stroke.* 1994;25:2187–2197.

37. Soustiel JF, Shik V, Shreiber R, et al. Basilar vasospasm diagnosis: Investigation of a modified "lindegaard index" based on imaging studies and blood velocity measurements of the basilar artery. *Stroke: a journal of cerebral circulation.* 2002;33:72–77.

38. Newell DW, Grady MS, Eskridge JM, et al. Distribution of angiographic vasospasm after subarachnoid hemorrhage: Implications for diagnosis by transcranial Doppler ultrasonography. *Neurosurgery.* 1990;27:574–577.

39. Grosset DG, Straiton J, du Trevou M, et al. Prediction of symptomatic vasospasm after subarachnoid hemorrhage by rapidly increasing transcranial Doppler velocity and cerebral blood flow changes. *Stroke: a journal of cerebral circulation.* 1992;23:674–679.

40. The Brain Trauma Foundation. The American Association of Neurological Surgeons. The joint section on neurotrauma and critical care. Indications for intracranial pressure monitoring. *J Neurotrauma.* 2000;17:479–491.

41. The Brain Trauma Foundation. The American Association of Neurological Surgeons. The joint section on neurotrauma and critical care. Guidelines for cerebral perfusion pressure. *J Neurotrauma.* 2000;17:507–511.

42. Chan KH, Miller JD, Dearden NM, et al. The effect of changes in cerebral perfusion pressure upon middle cerebral artery blood flow velocity and jugular bulb venous oxygen saturation after severe brain injury. *J Neurosurg.* 1992;77:55–61.

43. Klingelhofer J, Conrad B, Benecke R, et al. Intracranial flow patterns at increasing intracranial pressure. *Klin Wochenschr.* 1987;65:542–545.

44. Klingelhofer J, Conrad B, Benecke R, et al. Evaluation of intracranial pressure from transcranial Doppler studies in cerebral disease. *J Neurol.* 1988;235:159–162.

45. Homburg AM, Jakobsen M, Enevoldsen E. Transcranial Doppler recordings in raised intracranial pressure. *Acta Neurol Scand.* 1993;87:488–493.

46. Czosnyka M, Matta BF, Smielewski P, et al. Cerebral perfusion pressure in head-injured patients:

A noninvasive assessment using transcranial Doppler ultrasonography. *J Neurosurg.* 1998;88: 802–808.

47. Aaslid R, Lundar T, Lindegaard KF. Estimation of cerebral perfusion pressure from arterial blood pressure and transcranial Doppler recordings. In: Miller JD, Teasdale GM, Rowan JO, eds. *Intracranial pressure vi.* Berlin: Springer-Verlag; 1986:226–229.
48. Schmidt EA, Czosnyka M, Gooskens I, et al. Preliminary experience of the estimation of cerebral perfusion pressure using transcranial Doppler ultrasonography. *J Neurol Neurosurg Psychiatry.* 2001;70:198–204.
49. Ragauskas A, Daubaris G, Dziugys A, et al. Innovative non-invasive method for absolute intracranial pressure measurement without calibration. *Acta Neurochir Suppl.* 2005;95:357–361.
50. Bellner J, Romner B, Reinstrup P, et al. Transcranial Doppler sonography pulsatility index (pi) reflects intracranial pressure (icp). *Surg Neurol.* 2004;62:45–51; discussion 51.
51. Kramer DR, Winer JL, Pease BA, et al. Cerebral vasospasm in traumatic brain injury. *Neurology research international.* 2013;2013:415813.
52. Razumovsky A, Tigno T, Hochheimer SM, et al. Cerebral hemodynamic changes after wartime traumatic brain injury. *Acta neurochirurgica. Supplement.* 2013;115:87–90.
53. Rasulo FA, De Peri E, Lavinio A. Transcranial Doppler ultrasonography in intensive care. *European journal of anaesthesiology. Supplement.* 2008;42:167–173.
54. Steiner LA, Balestreri M, Johnston AJ, et al. Sustained moderate reductions in arterial co2 after brain trauma time-course of cerebral blood flow velocity and intracranial pressure. *Intensive Care Med.* 2004;30:2180–2187.
55. Lee JH, Kelly DF, Oertel M, et al. Carbon dioxide reactivity, pressure autoregulation, and metabolic suppression reactivity after head injury: A transcranial Doppler study. *Journal of neurosurgery.* 2001;95:222–232.
56. Bishop CC, Powell S, Rutt D, et al. Transcranial Doppler measurement of middle cerebral artery blood flow velocity: A validation study. *Stroke.* 1986;17:913–915.
57. Obrist WD, Langfitt TW, Jaggi JL, et al. Cerebral blood flow and metabolism in comatose patients with acute head injury. Relationship to intracranial hypertension. *J Neurosurg.* 1984;61:241–253.
58. Marion DW, Bouma GJ. The use of stable xenon-enhanced computed tomographic studies of cerebral blood flow to define changes in cerebral carbon dioxide vasoresponsivity caused by a severe head injury. *Neurosurgery.* 1991;29:869–873.
59. Klingelhofer J, Sander D. Doppler co2 test as an indicator of cerebral vasoreactivity and prognosis in severe intracranial hemorrhages. *Stroke.* 1992;23:962–966.
60. Czosnyka M, Smielewski P, Kirkpatrick P, et al. Monitoring of cerebral autoregulation in head-injured patients. *Stroke.* 1996;27:1829–1834.
61. Lam JM, Hsiang JN, Poon WS. Monitoring of autoregulation using laser Doppler flowmetry in patients with head injury. *J Neurosurg.* 1997;86:438–445.
62. Poon WS, Ng SC, Chan MT, et al. Cerebral blood flow (cbf)-directed management of ventilated head-injured patients. *Acta neurochirurgica. Supplement.* 2005;95:9–11.
63. Lang EW, Diehl RR, Mehdorn HM. Cerebral autoregulation testing after aneurysmal subarachnoid hemorrhage: The phase relationship between arterial blood pressure and cerebral blood flow velocity. *Critical care medicine.* 2001;29:158–163.
64. de Freitas GR, Andre C. Sensitivity of transcranial Doppler for confirming brain death: A prospective study of 270 cases. *Acta Neurol Scand.* 2006;113:426–432.
65. Kuo JR, Chen CF, Chio CC, et al. Time dependent validity in the diagnosis of brain death using transcranial Doppler sonography. *J Neurol Neurosurg Psychiatry.* 2006;77:646–649.
66. Dosemeci L, Dora B, Yilmaz M, et al. Utility of transcranial Doppler ultrasonography for confirmatory diagnosis of brain death: Two sides of the coin. *Transplantation.* 2004;77:71–75.
67. Caplan LR, Mohr JP, Kistler JP, et al. Should thrombolytic therapy be the first-line treatment for acute ischemic stroke? Thrombolysis—not a panacea for ischemic stroke. *The New England journal of medicine.* 1997;337:1309–1310; discussion 1313.
68. Barber PA, Demchuk AM, Hudon ME, et al. Hyperdense sylvian fissure mca "dot" sign: A ct marker of acute ischemia. *Stroke; a journal of cerebral circulation.* 2001;32:84–88.
69. Wildermuth S, Knauth M, Brandt T, et al. Role of CT angiography in patient selection for thrombo-

lytic therapy in acute hemispheric stroke. *Stroke.* 1998;29:935–938.

70. Kenton AR, Martin PJ, Abbott RJ, et al. Comparison of transcranial color-coded sonography and magnetic resonance angiography in acute stroke. *Stroke.* 1997;28:1601–1606.

71. Fieschi C, Argentino C, Lenzi GL, et al. Clinical and instrumental evaluation of patients with ischemic stroke within six hours. *JNeurol Sci* 1989;91:311–322.

72. Zanette EM, Fieschi C, Bozzao L, et al. Comparison of cerebral angiography and transcranial Doppler sonography in acute stroke. *Stroke.* 1989;20:899–903.

73. Kaps M, Link A. Transcranial sonographic monitoring during thrombolytic therapy. *Am J Neuroradiol.* 1998;19:758–760.

74. Razumovsky AY, Gillard JH, Bryan RN, et al. TCD, MRA, and MRI in acute cerebral ischemia. *Acta Neurol Scand.* 1999;99:65–76.

75. Demchuk AM, Christou I, Wein TH, et al. Accuracy and criteria for localizing arterial occlusion with transcranial Doppler. *J Neuroimaging.* 2000;10:1–12.

76. Demchuk AM, Christou I, Wein TH, et al. Specific transcranial Doppler flow findings related to the presence and site of arterial occlusion with transcranial Doppler. *Stroke.* 2000;31:140–146.

77. Moehring MA, Spencer MP. Power M-mode Doppler (PMD) for observing cerebral blood flow and tracking emboli. *Ultrasound Med Biol.* 2002 Jan; 28(1):49–57.

78. Alexandrov AV, Demchuk AM, Burgin WS. Insonation method and diagnostic flow signatures for transcranial power motion (M-mode) Doppler. *J Neuroimaging.* 2002 Jul;12(3):236–244.

79. Barnett SB, Ter Haar GR, Ziskin MC, et l. International recommendations and guidelines for the safe use of diagnostic ultrasound in medicine. *Ultrasound Med Biol.* 2000;26:355–366.

80. Demchuk AM, Wein TH, Felberg RA, et al. Evolution of rapid middle cerebral artery recanalization during intravenous thrombolysis for acute ischemic stroke. *Circulation.* 1999;100:2282–2283.

81. Alexandrov AV, Burgin WS, Demchuk AM, et al. Speed of intracranial clot lysis with intravenous TPA therapy: sonographic classification and short term improvement. *Circulation.* 2001;103: 2897–2902.

82. Christou I, Burgin WS, Alexandrov AV, et al. Arterial status after intravenous TPA therapy for ischemic stroke: a need for further interventions. *Int Angiology.* 2001; Sep20(3):208–213.

83. Kim YS, Garami Z, Mikulik R, et al. and the CLOTBUST Collaborators. Early recanalization rates and clinical outcomes in patients with tandem internal carotid artery/middle cerebral artery occlusion and isolated middle cerebral artery occlusion. *Stroke.* 2005 Apr;36(4):869–871. Epub 2005 Mar 3.

84. Christou I, Alexandrov AV, Burgin WS, et al. Timing of recanalization after tissue plasminogen activator therapy determined by transcranial Doppler correlates with clinical recovery from ischemic stroke. *Stroke.* 2000 Aug;31(8):1812–1816.

85. Alexandrov AV, Burgin WS, Demchuk AM, et al. Speed of intracranial clot lysis with intravenous tissue plasminogen activator therapy: sonographic classification and short-term improvement. *Circulation.* 2001;103:2897–2902.

86. Molina C, Alexandrov AV, Uchino K, et al. for the CLOTBUST Collaborators. MOST: A grading Scale for Ultra-early Prediction of Stroke outcome after thrombolysis. *Stroke.* 2004;35:51–56.

87. Alexandrov AV, Grotta JC. Arterial reocclusion in stroke patients treated with intravenous tissue plasminogen activator. *Neurology.* 2002 Sep 24;59(6):862–862.

88. Rubiera M, Alvarez-Sabin J, Ribo M, et al. Predictors of early arterial reocclusion after tissue plasminogen activator-induced recanalization in acute ischemic stroke. *Stroke.* 2005 Jul;36(7): 1452–1456.

89. Russell D, Madden KP, Clark WM, et al. Detection of arterial emboli using Doppler ultrasound in rabbits. *Stroke.* 1991;22:253–258.

90. Sliwka U, Lingnau L, Stohlmann WD, et al. Prevalence and time course of microembolic signals in patients with acute stroke. *Stroke.* 1997;28:358–363.

91. Valton L, Larrue V, Pavy le Traon A, et al. Microembolic signals and risk of early recurrence inpatients with stroke or transient ischemic attack. *Stroke.* 1998;29:2125–2128.

92. Forteza AM, Babikian VL, Hyde C, et al. Effect of time and cerebrovascular symptoms on the prevalence of microembolic signals in patients with cervical carotid stenosis. *Stroke.* 1996;27: 687–690.

93. Babikian VL, Hyde C, Winter MR. Cerebral microembolism and early recurrent cerebral or retinal ischemic events. *Stroke*. 1997;28:1314–1318.
94. Molloy J, Markus HS. Asymptomatic embolization predicts stroke and TIA risk in patients with carotid artery stenosis. *Stroke*. 1999;30:1440–1443.
95. Gao S, Wong KS, Hansberg T, et al. Microembolic signal predicts recurrent cerebral ischaemic events in acute stroke patients with middle cerebral artery stenosis. *Stroke*. 2004;35:2832–2836.
96. Levi CR, Stork JL, Chambers BR, et al. Dextran reduces embolic signals after carotid endarterectomy. *Ann Neurol*. 2001 Oct;50(4):544–547.
97. Schmidt A, Diederich KW, Scheinert S, et al. Effect of two different neuroprotection systems on microembolization during carotid artery stenting. *J Am Coll Cardiol*. 2004 Nov 16;44(10):1966–1969.
98. Goertler M, Baeumer M, Kross R, et al. Rapid decline of cerebral microemboli of arterial origin after intravenous acetylsalicylic acid. *Stroke*. 1999;30:66–69.
99. Goertler M, Blaser T, Krueger S, et al. Cessation of embolic signals after antithrombotic prevention is related to reduced risk of recurrent arterioembolic transient ischaemic attack and stroke. *J Neurol Neurosurg Psychiatry*. 2002;72:338–342.
100. Markus HS, Droste DW, Kaps M, et al. Dual antiplatelet therapy with clopidogrel and aspirin in symptomatic carotid stenosis evaluated using Doppler embolic signal detection. *Circulation*. 2005;111:2233–2240.
101. Junghans U, Siebler M. Cerebral microembolism is blocked by tirofibran, a selective nonpeptide platelet glycoprotein IIb/IIIa receptor antagonist. *Circulation*. 2003;107:2717–2721.

第 3 章

长时程脑电图监测

Jeremy T. Ragland, MD
Jan Claassen, MD, PhD

简介

　　医院对危重症患者的监管在很大程度上依赖于对心血管系统和呼吸系统的持续监测;然而,持续的神经功能监测并不是大多数 ICU 患者的标准监护方案。由于重症患者经常处于镇静状态,同时也因脑损伤引起不同程度的意识受损,因而很难监测其神经系统。像计算机断层扫描(CT)、磁共振成像(MRI)和多普勒超声这样的影像研究,只提供了患者在某个时间点上的快照。为了能够捕捉影响患者预后的实时生理变化,连续监测便应运而生。神经电生理技术,如脑电图(EEG)能在病床旁连续监测大脑。药物效应、意识水平或患者的状态变化以及结构损伤增加了脑电图所得数据的可变性,因此,对脑电图的解读应结合具体的情况与环境。但是有一些实际性问题亟待解决,包括:仪器的费用、高质量记录的保持、ICU 患者固有差异的识别、非特异性的结果、具有争议的观察结果,以及对这些结果耗时性的解读。而持续脑电图(CEEG)则可以明确诊断并通过监测获得信息,这是其他监测方式所不具备的。

脑电图技术及其在 ICU 中的应用

　　基于临床设施和可用资源,不同种类的 ICU 可以选择不同类型的脑电图监测设备。这些设备包括普通脑电图(通常持续时间不超过 30 分钟)、连续多导脑电图、长程头皮脑电图监测伴或不伴定量脑电图、深部电极脑电图伴或不伴多模态监测。随着计算机技术的进步,以及能记录和存储大量的脑电图数据,神经生理监测已经迅速应用到更多的 ICU 并已融合到整体监测中。单导脑电图记录对 ICU 主要局限性是,它只能提供某个时间段的阶段性数据,而这可能对病程波动的患者产生误导。相比普通脑电图,连续脑电图监测使得对演变过程的研究成为可能,提供更符合临床过程的信息。连续脑电图监测的"后勤"挑战主要包括:技术人员的经验和成本,设备和分析软件的采购,实现高品质记录的电极维护,电生理学家对大量脑电图数据解读的经验。在 ICU 中,连续脑电图监测为不同疾病状态的诊断和管理提供了其特定的依据[1]。脑电监测在 ICU 中的重要应用包括:①癫痫持续状态的诊断和管理;②抗癫痫、镇静药物的精准使用;③对非惊厥性癫痫持续状态患者原因不明意识水平下降的检测;④特定的规律变化的脑电数据来诊断某些疾病,如疱疹性脑炎、肝性脑病;⑤尤其是对因蛛网膜下隙出血后血管痉挛导致的缺血改变的检测;⑥外伤性脑损伤或心脏骤停患者昏迷后的预后判断。

量化脑电图

持续脑电图生成的大量数据需要时间来解读。已经开发的脑电图量化工具能够对持续记录的数据进行快速筛选。大多数商业软件都可以提供一些量化办法。原始脑电图数据可通过分析信号的快速傅立叶变换(FFT),以总功率、功率比率或频谱图来进行量化。这些数据既可以用数字显示,也可以用图形的方式,如压缩谱阵(CSA)、直方图或交错数组来显示。量化脑电图可以显示较长时间内微小的变化,但仅仅回顾原始脑电图这些微小的变化却并不明显。量化脑电图的参数包括总功率、频谱边缘频率(例如,频率低于已记录脑电图数据中 50% 数据的频率)、频率活性总量(如 α 波的总功率或百分比)、频率比(如 α 波与 δ 波的比值)、波幅整合间期和脑对称指数[2,3]。其他的脑电图的数据简化显示格式包括脑功能分析监测、EEG 密度调制、分段脑电图自动分析和脑电双频指数监测[4,5]。对于 ICU 和急性脑损伤,一些监测,如脑电双频指数监测备受争议,可能弊大于利,因为这些简化的算法是为不同的目的而设计的(如手术室里深度麻醉患者的量化)。它们的有效性在 NICU 里是缺乏验证的。在解读脑电图数据时,必须考虑到原发性和继发性脑损伤、用药、脑损伤恢复、局部缺血的影响。

随着功能强大的微处理器的出现,这种类型的数据处理可以实时地在患者床边进行。量化脑电图分析是现成的,因为大多数厂商都应一定程度上把它整合到其研发的软件包上。重要的是,量化的脑电图不应被孤立的解读,而是应该在原始脑电图的基础上进行解读。同原始脑电图的解读相似的是,量化脑电图参数解读也应该经过对脑电图学进行适当培训后进行。而脑电图技师在所有的神经重症中 24 小时待命是不切实际的。因此,数据评估的方法之一是先让训练有素的 ICU 工作人员审查量化脑电图参数,并将相关趋势报告给远程的脑电图技师,这样技师就可从网络直接查看相关的原始脑电图[6]。

自动化癫痫检测

早期癫痫检测软件主要是基于机器的演算以及对癫痫患者的分析,而且这些患者有明确的癫痫发生和终止,以及容易识别的最大频率的变化。然而,在 ICU 里,伪迹和非癫痫脑电图的变化会降低检测癫痫的敏感性和特异性。在 ICU 中,癫痫发作很少是典型的,边界型癫痫发作是比较常见的病例，并会导致较高的假阴性率[7]。此外，在 ICU 中，有一些模式并不符合典型癫痫发作的定义和"连续发作间期"这一特征性的术语的界定[8]。与典型的癫痫发作相比，这些模式往往缺乏组织性，没有明确的连续和发作停止间期。为了更好地研究和准确的定义这些模式，专家们做了诸多努力[9,10]。最近，自动化癫痫检测软件采用 ICU 的数据集来创建算法，以此提高 ICU 癫痫检测的敏感性和特异性。同样，这些算法都不足以代替原始脑电图的精确。遇到急性脑损伤后，量化脑电图结果呈多异性，虽然还有一些疑问，但这些问题随着时间都会被解决。癫痫检测程序使用专门的脑电图处理软件，这些软件可以显示大量连续记录的脑电图数据，通过程序来标志可疑癫痫部分的脑电图。基于脑电图信号的 FFT 分析，CSA 图可以确定亚临床癫痫的发作。一旦确定了个别患者癫痫发作，它可用于快速显示 24 小时的记录数据和量化癫痫的发作频率[11]。

头皮和深部脑电的多模态监测

侵袭性多模态脑监测被越来越多地用于监测重型颅脑损伤昏迷患者，以便早期发现损伤的发展，预防继发性脑损伤，以达到在急性脑损伤的个性化治疗目标（如预防代谢危象）。不同的设备可用来测量和追踪神经元的上游效应器或下游指标，包括神经元活性、脑代谢、脑组织氧合和灌注[12]。头皮和深部脑电图监测可能成为多模态监测不可或缺的组成部分，但迄今为止很少有研究深入这一方面[13-17]。

初步研究表明，插入大脑皮层的深部微电极有助于获取比头皮脑电图更多的数据。深部电极记录能提高脑电图的信噪比（例如，肌颤对头皮脑电的掩盖），阐明可疑但没有明确的癫痫样脑电模式（如没有明确演变的频率减慢），检测头皮脑电未发现的癫痫发作，以及检测到提示继发性并发症（如缺血）的脑电变化。然而，深部电极数据的重要性目前还不清楚，它应该在其他数据证实其效用后，再应用到对治疗的指导上（图 3.1[18]）。

脑电图的应用

亚临床发作与癫痫持续状态

急性发作和癫痫持续状态在所有类型的急性脑损伤中都很常见，并不局限于癫痫患者。在 ICU 中，几乎所有的癫痫发作都是非惊厥状态，只有用脑电图监测才能发现。非惊厥性癫痫患者可能偶尔会表现出癫痫发作时难以捉摸的临床症状。这些症状包括面部和肢体的肌阵挛、眼球震颤、眼球偏斜、瞳孔异常（包括虹膜震颤），以及自主神经不稳定[19-24]。然而，对非惊厥性癫痫患者来说，这些临床表现并没有特异性，通常需要长程脑电图来证实或排除诊断（图 3.2[25]）。惊厥性癫痫和非惊厥性癫痫的潜在病因可能是

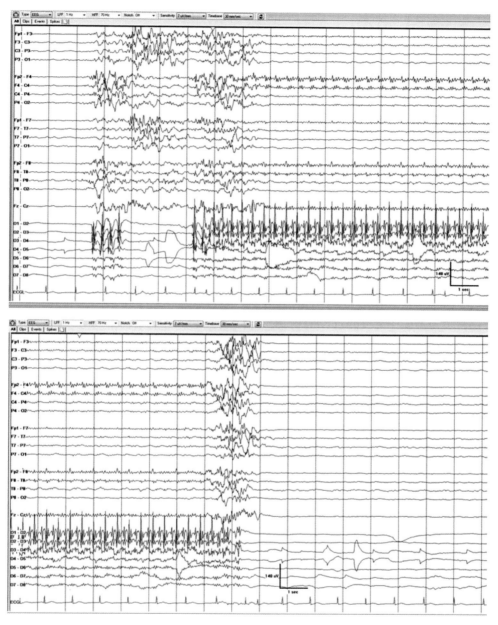

图 3.1　非惊厥性癫痫的深部电极脑电图长程脑电图显示,在两段弥漫性高波幅脑电爆发之间,右侧额区有一段 β 活动(节律性、低波幅、12~14Hz)。右额深部电极(深部导联 D1–D8 表示)显示由高波幅 7~8Hz 尖波和棘波组成的发作期脑电。

相似的。这些潜在病因包括结构性病变、感染、代谢紊乱、中毒、戒断和癫痫,这些都是对危重患者常见的诊断[32]。

　　患有全面性惊厥性癫痫持续状态的患者,在惊厥控制后,48%的患者有非惊厥性癫

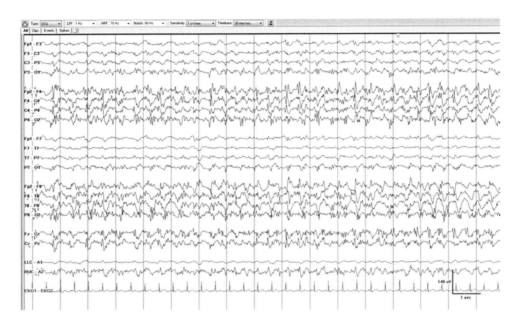

图 3.2　非惊厥性发作的头皮脑电图此长程脑电提示右侧半球的发作。

痫（NCS），14% 的患者有非惊厥性癫痫持续状态（NCSE）[26]。8% 的内科 ICU 患者患有 NCSE，但这些患者没有任何临床癫痫活动的迹象，也没有神经系统疾病史[24,27]。在神经重症监护病房中，昏迷患者中有多达 34% 的患者有 NCS，这些患者其中 76% 有 NCSE[28]。长期服用四类抗癫痫药物难治性癫痫的患者，需要进行长时程的脑电图监测，因为，在这些患者的治疗过程中，临床发作的患者超过了一半。大多数患者在终止治疗后，会出现临床发作。因此，连续脑电图监测应该用于那些在抽搐发作后不能迅速恢复神智的患者，以此来发现活动的癫痫波。这包括那些在治疗 SE 过程中被镇静和（或）麻痹的患者，这些患者的意识水平并不能得到充分的评估。在 ICU 中，NCSE 有很高发病率和死亡率[24,30-32]。

监测的持续时间

尚没有前瞻性研究评估癫痫患者脑电图监测持续时间的不同。通过对非特定原因引起意识状态下降的患者脑电图数据的回顾分析发现，20% 的患者直到 24 小时后才有第一次癫痫，13% 患者的直到 48 小时才第一次发作。对于没有昏迷的患者，大部分的癫痫活动可以早期检测到。最近公布的指南建议，长时程脑电图监测应该尽早开始，因为癫痫持续状态的累计持续时间将影响患者神经功能预后和死亡率[29,33]。指南还建议，急性脑损伤后昏迷的患者至少需监测 48 个小时，而没有昏迷的患者至少需监测 24 小时。

脑电图表现

为了使（至少为了研究目的）癫痫发作期和癫痫发作间期脑电图模式定义标准化，医学家们做了诸多努力[10]。周期性癫痫样放电不符合癫痫的标准,因此关于周期性癫痫样放电的解释和治疗还存在很多争议[8,34,35]。周期性单侧癫痫样放电(PLED)可能既有癫痫发作又有癫痫发作间期,有时可能也是脑病的一个信号[36,37]。对于发作期/发作间期的本质补充信息,可以通过使用一系列的脑电图数据、局灶性高灌注单光子发射计算机断层扫描,以及增强对氟脱氧葡萄糖代谢的正电子发射断层扫描来确定[38~41]。如果它们在频率、振幅、距离有演变,则周期性癫痫样放电可能代表昏迷患者的发作性癫痫波。使用苯二氮䓬类药物附加试验、影像学研究、血清标志物或侵入性脑监测,可以引导医生根据脑电图监测结果更好地监管患者(图 3.3[42])。

代谢和感染性脑病

危重患者易受许多毒性、代谢和电解质失衡的影响,这可能导致精神状态和癫痫发作的改变。在两年内,1758 名接受内科 ICU 的患者中,有 12.3% 的患者经历了某种类型的神经系统并发症。其中代谢性脑病是最常见的并发症,其次是由于代谢紊乱引起的癫痫发作(28%)[43]。其原因有:低血糖和高血糖、低钠血症、低钙血症、药物中毒或戒断、尿毒症、肝功能障碍、高血压脑病、脓毒症等。NCS 的发病率为 5%~22%。在神经重症患者和内科重症患者中,脓毒症和急性肾衰竭,可能与癫痫发作有关[24,25]。而某些周期性放电与全身性代谢异常更加密切相关,如肝性脑病的三相波,其他如周期性单侧痫样放电也是有相关的。

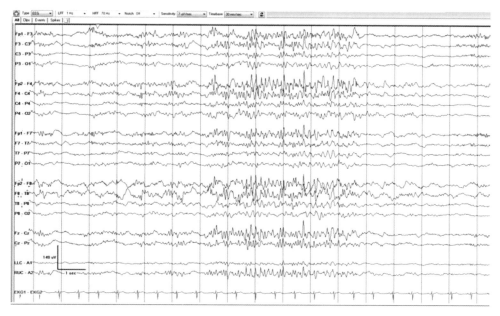

图 3.3　发作-发作间期脑电长程脑电显示 6 秒左右,4~8Hz 的局限性、爆发性尖波,右侧额颞区为著。虽然没有明确的发作期脑电,基于此处的脑电属于发作-发作间期脑电连续体,提示癫痫发作的高度可能。

创伤性脑损伤

在中至重度 TBI 患者中,有 15%~22% 的患者出现痉挛性发作。然而,专家对 NCS 的发病率并没有进行深入研究[44-46]。癫痫发作与其后果的确切关系尚不清楚,但一些研究表明,创伤后早期癫痫发作是成人预后不良的独立危险因素[47]。

TBI 患者的脑电图监测可用于监测临床过程、镇静药物的滴定以及创伤后并发症的诊断,如癫痫。这样做的目的是将治疗方案个体化,尽早检查出继发性脑损伤,以防止进一步的损害,如局灶性脑缺血。

为控制颅内压,大剂量巴比妥类、苯二氮䓬类或丙泊酚的输注对 TBI 患者仍然是需要的。虽然 ICP 监测是指导治疗颅内压增高的主要手段,但当治疗的目的是诱导暴发抑制时,EEG 可作为补充。

许多脑电图检查结果与急性脑损伤后的预后紧紧相连。这些结果包括癫痫、周期性放电、缺乏睡眠结构和脑电图反应性[48]。脑电监测定量研究脑外伤患者的脑电图变异性(PAV)以预测预后[49]。数据处理通过观察 α 频率在多个电极中的百分比,来测定其随时间推移的变异性。低 PAV,尤其是随着时间推移降低的 PAV,与不良预后紧密相连,尤其是格拉斯哥昏迷评分低的患者。伤后前 3 天获得的 PAV 值与预后有着密切关系,这是一个独立于临床和影像学数据的参数。

利用脑电图背景衰减和低波幅现象,通过量化周期性脑电抑制获得的 EEG 静默比率(ESR),可以预测创伤性脑损伤(TBI)患者的预后[50]。在一项 32 例 TBI 患者的研究中,研究者解释了患者 6 个月时的结局和头部损伤后前 4 天的 ESR 值有相关性,但是这个方法受限于应用镇静剂后认为放大的 ESR 值。

蛛网膜下隙出血(SAH)

在 SAH 患者中,癫痫发作可能发生在出血的各个时期,或在医院里,或出院后的很长时间中。尽管 SAH 患者癫痫发作的机制各不相同,但这些发作都会导致更差的结果。对一组有精神状态改变或怀疑癫痫发作的 108 例 SAH 患者进行的长时程脑电图检查发现,19% 的患者可以确诊癫痫[51]。这其中大多数为非惊厥性癫痫,并且 70% 的癫痫患者出现非惊厥性癫痫持续状态。在对 48 例 SAH 所致昏迷患者的另一项研究中,皮层脑电图和多模态生理指标分析表明,在 38% 的颅内癫痫发作患者中,只有 8% 属于皮层癫痫发作。作者发现,脑电图背景严重衰减的患者,其预后极差,而无严重衰减及癫痫发作的患者,预后最佳(死亡或严重残疾的比率分别为 77% 比 0)。独立于脑电图背景的癫痫患者,其预后结果比较乐观。仅皮层脑电癫痫发作的患者与那些皮层和头皮脑电图都显示有癫痫发作的患者相比,预后更差(死亡或严重残疾的比率分别为 50% 比 25%)(图 3.4[52])。在临床症状得到控制和影像学资料明确的高危 SAH 患者中,持续床旁脑电图(cEEG)监测可以提供独立的预后信息,包括周期性癫痫样放电、癫痫持续状态电波和睡眠结构的缺失[53]。

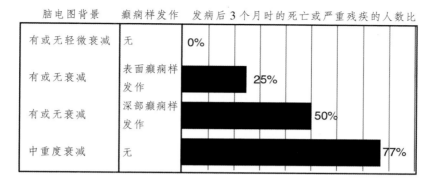

脑电图背景	癫痫样发作	发病后 3 个月时的死亡或严重残疾的人数比
有或无轻微衰减	无	0%
有或无衰减	表面癫痫样发作	25%
有或无衰减	深部癫痫样发作	50%
中重度衰减	无	77%

图 3.4　通过脑电图背景活动和皮质或表面癫痫样发作对 SAH 患者在发病 3 个月后的功能分层结果。

监测血管痉挛

　　在神经重症监护病房中，脑电图定量分析已用于监测 SAH 患者脑血管痉挛造成的迟发性脑缺血（DCI）[54-56]。虽然医学界对定量脑电图（qEEG）参数在临床上检测脑缺血发生的重要性还存在争议，但大多数作者都同意，快活动比慢活动的比值（例如，α 波与 δ 波的比率，或者相关的 α 波变异率）是最实用的方式。大量的 qEEG 参数显示与 DCI 或血管痉挛相关：总功率的趋势分析（1~30Hz[56]），相对 α 波的变异率（6~14Hz/1~20Hz[54]）和刺激后 α-δ 波的变异率（PSADR，8~13Hz/1~4Hz[55]）。在一项 34 例高级别 SAH 患者（Hunt-Hess 分级 4~5 级）术后 2~14 天 qEEG 监测的回顾性分析中，qEEG 监测连续 6 个时间点上都可见相对于基线水平，以 α-δ 频段功率比值下降幅度超过 10% 来诊断 DCI 的敏感性为 100%，特异性为 76%。在一个时间点上，下降超过 50% 对诊断 DCI 有 89% 的敏感性和 84% 的特异性[55]。这些量化脑电图参数在临床症状恶化前两天就可以检测到变化。更为重要的是，所有这些研究都发现，局灶性缺血会导致全面或双侧的脑电图改变，这种改变可能要比临床症状恶化提前数天[54]。Rathakrishnan 等研究了一个预先描述 qEEG 参数的变量，把它定义为复合 α 指数（CAI）。在前部大脑区域，CAI 可测量相对 α 波功率和变异率，并以图像显示[58]。医学家对 12 例 DCI 患者进行研究，研究了日平均 α 波功率趋势对调整治疗和临床演变的影响。应用 qEEG 后，预测临床恶化的敏感性从 40% 提高到 67%。3 例患者中，cEEG 的预测比临床改变提前了 24 小时。在临床前期，精确地追踪日平均 α 波功率能精准地确定 DCI 复发和临床一线治疗的不良反应。在一项小型的可行性研究中，报道了皮层脑电作为一种很有前途的工具，对高级别 SAH 患者因血管痉挛导致缺血的评估可能优于头皮脑电图（图 3.5[18]）。

　　长期以来，人们都知道，脑梗死会产生多态性 δ 波、失去脑电快活动及睡眠纺锤波以及局部电衰减。这些脑电图研究结果可在反映异常脑血流（CBF）和脑氧代谢率的正电子发射断层扫描（PET）及氙 CT 脑血流成像中得到印证[59,60]。脑电图对缺血改变非常敏感，通常可逆的神经功能障碍改变时，即可显示[CBF 25~30ml/（100g·min）][61]。脑电图对脑灌注恢复也是非常敏感的，能够显示再灌注后的脑功能的恢复，比临床查体的结果要早很多[62]。

颅内出血

3%~19%住院患者的抽搐性癫痫发作与颅内出血（ICH）有关[63-67]。在使用 qEEG 检测的两项研究中，18%~21%的颅内出血患者被发现患有非惊厥性癫痫（NCSz）[63,68]。长时程脑电图检查结果也可以预测颅内出血的预后。一项研究发现，在控制出血量后，NCSz 的发作不仅与中线移位的增加有关，还和患者更差的预后相关。在对 ICH 患者的后续研究中，NCSz 与出血量增大和占位效应有关，并指向更差的结局[63]。此外，周期性癫痫样放电是患者不良预后的独立预测因素。

缺血性脑卒中

诊断缺血性脑卒中时，脑电图检测不能取代影像学检查，因为影像学对检查缺血性脑卒中更具实用性，特异性也更高。然而，脑电图可用于缺血性脑卒中治疗过程中的监测（如血压升高），长期的监测有助于对早期癫痫发作的诊断。

癫痫检测

一项对 177 例缺血性脑卒中患者连续脑电图的研究发现，患者群中急性期（24 小时内）癫痫发生率（NCSz 超过 70%）为 7%，医院总体的缺血性脑卒中临床癫痫急性发生率为 2%~9%[64,65,67]。一些研究表明，临床癫痫急性发作会增加缺血性脑卒中患者的死亡率[64,65,69,70]。在一项对 232 例患者的前瞻性研究中，对他们住院后 24 小时内进行持续 1 周的脑电图记录，其中 15 例患者（6.5%）在 24 小时内出现早期癫痫发作；10 例患者局灶性癫痫持续状态伴有或不伴有继发全面发作。脑电图显示偶发。局灶性的癫痫样异常的有 10%，显示周期性一侧性癫痫样放电（PLED）的有 6%。PLED 患者中有 71.4%的患者出现癫痫持续状态。作者此前认为，癫痫在缺血性脑卒中急性期并不常见。然而，目前可知，他们时常以局灶性癫痫持续状态起始发作[71]。

缺血性脑卒中的预后

在一项预期研究中，对 25 例大脑动脉（MCA）重度梗死的患者进行了 cEEG 监测。在这些患者中，缺血灶中心处导联 δ 波活动的缺失、θ 波的出现和快速 β 频率的出现预示着一个良性过程（$P<0.05$）。而在缺血半球各导脑电频率的广泛减慢和 δ 波慢活动预示恶性过程[72]。CPP 降低与脑电快活动减少有相关性[73]。对患者进行甘露醇脱水或血液稀释疗法后，随着脑灌注压（CPP）和 CBF 的增加，脑电的背景活动也迅速改善[74,75]。

心搏骤停

在心搏骤停后缺血缺氧性脑病的患者中，癫痫的发作对判断预后可能具有重要的意

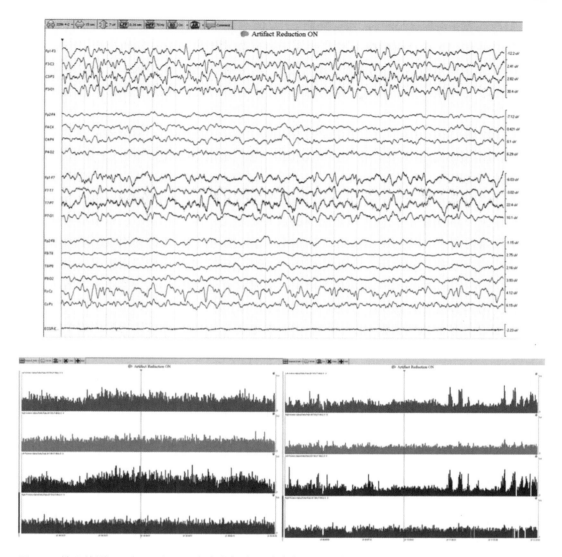

图 3.5　缺血检测。A 组显示 SAH 患者右侧大脑动脉瘤破裂的皮层脑电图,该记录通过记载右侧大脑动脉血管痉挛获得, 表明右侧大脑动脉血流中度至弥散性减慢更为明显。B 组显示同一患者的 α-δ 比率 (ADR), 左图显示血管痉挛之前, 右图显示血管痉挛期间, 右图可见 ADR 值在血管痉挛的部位减少。从上到下依次描记的是左前、右前、左后、右后(MD. Brandon Foreman 供图)。

义,并且可能是使患者精神状态减退的潜在因素[76]。心搏骤停后的低温脑保护已经广泛的实施,尤其是在复温中[77],cEEG 可能成为识别 NCSz 的重要工具。对已昏迷、心脏骤停的患者进行低温治疗后, 患者常见肌阵挛和非惊厥性癫痫持续状态, 大多数癫痫发作在 cEEG 记录的最初 8 小时内和心搏骤停复苏后的 12 小时内[76,78,79]。但 NCSE 和惊厥性癫痫持续状态的患者,结局却不容乐观[76,78,79]。

实行低温治疗的患者，复苏后最初 24 小时内的脑电图监测有助于判定其神经功能的预后好坏。12 小时内的脑电图监测显示连续模式可以预测良好的预后。而 24 小时后脑电图显示等电位或低电压预示预后较差，其灵敏度几乎是双侧体感诱发电位的两倍[80]。在心跳骤停后进行低温治疗的患者中，脑电图的反应性在改善患者的预后中有重大意义[81]。

对 192 例（其中 103 例进行低温治疗，89 例未进行低温治疗）心搏骤停的患者研究发现，肌阵挛性癫痫总是与死亡相关（P=0.0002）。恶性脑电图模式和颅脑 CT 显示，广泛脑水肿的病例均与死亡相关（$P<0.001$）[82]。一项对 45 例（27 例低温组，18 例常温组）心搏骤停但意识尚存的幸存者的研究中，对 42 例患者进行了 qEEG 和听觉 P300 事件相关电位检测。在 3 个月的随访中，两组患者之间的认知功能无差异。研究发现，低温治疗中 67% 的患者和常温组中 44% 的患者认知均正常或只有轻微的损害，两组分别只有 15% 和 28% 的患者出现严重的认知障碍。在低温治疗组，所有 qEEG 参数均较好而差异无统计学意义；在低温治疗组，P300 电位波幅显著增高。此研究得出的结论是：使用低温治疗并不会导致院外心搏骤停患者认知能力或神经生理功能的下降[83]。

尽管已有目前这些数据，也有证据表明，脑电图有助于心搏骤停后的患者癫痫持续状态的监测，但其对于预后判断的准确性仍存在诸多疑问。

患者术后

癫痫发作可以发生在急性神经损伤、高代谢紊乱风险或神经毒性患者术后的任何一个时期。术后 cEEG 可以监测并及时发现患者的幕上病变，或者既往已有的癫痫病灶[84,85]。其他高危人群，包括接受心脏手术或实体器官移植的患者[86-88]。然而，这些患者的 NCSz 和 NCSE 发生率还未得到系统研究。

参考文献

1. Hirsch LJ, Claassen J. The current state of treatment of status epilepticus. *Current Neurology and Neuroscience Reports*. 2002;2:345–356.
2. Suzuki A, Mori N, Hadeishi H, et al. Computerized monitoring system in neurosurgical intensive care. *Journal of Neuroscience Methods*. 1988;26:133–139.
3. Agarwal R, Gotman J, Flanagan D, et al. Automatic EEG analysis during long-term monitoring in the ICU. *Electroencephalogr Clin Neurophysiol*. 1998;107:44–58.
4. Newton DE. Electrophysiological monitoring of general intensive care patients. *Intensive Care Med*. 1999;25:350–352.
5. Maynard DE, Jenkinson JL. The cerebral function analysing monitor. Initial clinical experience, application and further development. *Anaesthesia*. 1984;39:678–690.
6. Scheuer ML, Wilson SB. Data analysis for continuous EEG monitoring in the ICU: seeing the forest and the trees. *J Clin Neurophysiol*. 2004;21:353–378.
7. Tasker RC, Boyd SG, Harden A, et al. The cerebral function analysing monitor in paediatric medical intensive care: applications and limitations. *Intensive Care Medicine*. 1990;16:60–68.
8. Pohlmann-Eden B, Hoch DB, Cochius JI, et al. Periodic lateralized epileptiform discharges— a critical review. *Journal of Clinical Neurophysiology: Official Publication of the American Electroencephalographic Society*. 1996;13:519–530.

9. Albers D CJ, Schmidt JM, Hripcsak G. (in press). A methodology for detecting and exploring non-convulsive seizures in patients with SAH. *IEICE* 2013.

10. Hirsch LJ, LaRoche SM, Gaspard N, et al. American Clinical Neurophysiology Society's Standardized Critical Care EEG Terminology: 2012 version. *Journal of Clinical Neurophysiology: Official Publication of the American Electroencephalographic Society.* 2013;30:1–27.

11. Claassen J, Baeumer T, Hansen HC. [Continuous EEG for monitoring on the neurological intensive care unit. New applications and uses for therapeutic decision making]. *Nervenarzt.* 2000;71:813–821.

12. Wartenberg KE, Schmidt JM, Mayer SA. Multimodality monitoring in neurocritical care. *Crit Care Clin.* 2007;23:507–538.

13. Miller CM, Vespa PM, McArthur DL, et al. Frameless stereotactic aspiration and thrombolysis of deep intracerebral hemorrhage is associated with reduced levels of extracellular cerebral glutamate and unchanged lactate pyruvate ratios. *Neurocritical Care.* 2007;6:22–29.

14. Vespa P, Prins M, Ronne-Engstrom E, et al. Increase in extracellular glutamate caused by reduced cerebral perfusion pressure and seizures after human traumatic brain injury: a microdialysis study. *Journal of Neurosurgery.* 1998;89:971–982.

15. Waziri A, Claassen J, Stuart RM, et al. Intracortical electroencephalography in acute brain injury. *Annals of Neurology.* 2009;66:366–377.

16. Claassen J PA, Albers D, Kleinberg S, et al. Nonconvulsive seizures after subarachnoid hemorrhage: multimodality detection and outcomes. *Annals of Neurology* (in press).

17. Nangunoori R, Maloney-Wilensky E, Stiefel M, et al. Brain tissue oxygen-based therapy and outcome after severe traumatic brain injury: a systematic literature review. *Neurocritical Care.* 2012;17: 131–138.

18. Stuart RM, Waziri A, Weintraub D, et al. Intracortical EEG for the detection of vasospasm in patients with poor-grade subarachnoid hemorrhage. *Neurocrit Care.* 2010;13:355–358.

19. Jirsch J, Hirsch LJ. Nonconvulsive seizures: developing a rational approach to the diagnosis and management in the critically ill population. *Clin Neurophysiol.* 2007;118:1660–1670.

20. Husain AM, Horn GJ, Jacobson MP. Non-convulsive status epilepticus: usefulness of clinical features in selecting patients for urgent EEG. *J Neurol Neurosurg Psychiatry.* 2003;74:189–191.

21. Kaplan PW. Behavioral Manifestations of Nonconvulsive Status Epilepticus. *Epilepsy Behav.* 2002;3:122–139.

22. Lowenstein DH, Aminoff MJ. Clinical and EEG features of status epilepticus in comatose patients. *Neurology.* 1992;42:100–104.

23. Claassen J, Mayer SA, Kowalski RG, et al. Detection of electrographic seizures with continuous EEG monitoring in critically ill patients. *Neurology.* 2004;62:1743–1748.

24. Oddo M, Carrera E, Claassen J, et al. Continuous electroencephalography in the medical intensive care unit. *Crit Care Med.* 2009;37:2051–2056.

25. Abou Khaled KJ, Hirsch LJ. Advances in the management of seizures and status epilepticus in critically ill patients. *Crit Care Clin.* 2006;22:637–659; abstract viii.

26. DeLorenzo RJ, Waterhouse EJ, Towne AR, et al. Persistent nonconvulsive status epilepticus after the control of convulsive status epilepticus. *Epilepsia.* 1998;39:833–840.

27. Towne AR, Waterhouse EJ, Boggs JG, et al. Prevalence of nonconvulsive status epilepticus in comatose patients. *Neurology.* 2000;54:340–345.

28. Jordan KG. Neurophysiologic monitoring in the neuroscience intensive care unit. *Neurol Clin.* 1995;13:579–626.

29. Brophy GM, Bell R, Claassen J, et al. Guidelines for the evaluation and management of status epilepticus. *Neurocritical Care.* 2012;17:3–23.

30. Young GB, Jordan KG, Doig GS. An assessment of nonconvulsive seizures in the intensive care unit using continuous EEG monitoring: an investigation of variables associated with mortality. *Neurology.* 1996;47:83–89.

31. Krumholz A, Sung GY, Fisher RS, et al. Complex partial status epilepticus accompanied by serious morbidity and mortality. *Neurology.* 1995;45:1499–1504.

32. Litt B, Wityk RJ, Hertz SH, et al. Nonconvulsive status epilepticus in the critically ill elderly. *Epilepsia.* 1998;39:1194–1202.

33. Claassen J, Taccone FS, Horn P, et al. Recommendations on the use of EEG monitoring in critically

ill patients: consensus statement from the neurointensive care section of the ESICM. *Intensive Care Med.* 2013;39:1337–1351.

34. Treiman DM. Electroclinical features of status epilepticus. *Journal of Clinical Neurophysiology: Official Publication of the American Electroencephalographic Society.* 1995;12:343–362.

35. Husain AM, Mebust KA, Radtke RA. Generalized periodic epileptiform discharges: etiologies, relationship to status epilepticus, and prognosis. *Journal of Clinical Neurophysiology: Official Publication of the American Electroencephalographic Society.* 1999;16:51–58.

36. Kaplan PW. Assessing the outcomes in patients with nonconvulsive status epilepticus: nonconvulsive status epilepticus is underdiagnosed, potentially overtreated, and confounded by comorbidity. *J Clin Neurophysiol.* 1999;16:341–353.

37. Niedermeyer E, Ribeiro M. Considerations of nonconvulsive status epilepticus. *Clinical EEG.* 2000;31:192–195.

38. Garzon E, Fernandes RM, Sakamoto AC. Serial EEG during human status epilepticus: evidence for PLED as an ictal pattern. *Neurology.* 2001;57:1175–1183.

39. Treiman DM, Walton NY, Kendrick C. A progressive sequence of electroencephalographic changes during generalized convulsive status epilepticus. *Epilepsy Research.* 1990;5:49–60.

40. Assal F, Papazyan JP, Slosman DO, et al. SPECT in periodic lateralized epileptiform discharges (PLEDs): a form of partial status epilepticus? *Seizure.* 2001;10:260–265.

41. Handforth A, Cheng JT, Mandelkern MA, et al. Markedly increased mesiotemporal lobe metabolism in a case with PLEDs: further evidence that PLEDs are a manifestation of partial status epilepticus. *Epilepsia.* 1994;35:876–881.

42. Claassen J. How I treat patients with EEG patterns on the ictal-interictal continuum in the neuro ICU. *Neurocrit Care.* 2009;11:437–444.

43. Bleck TP, Smith MC, Pierre-Louis SJ, et al. Neurologic complications of critical medical illness. *Crit Care Med.* 1993;21:98–103.

44. Annegers JF, Grabow JD, Groover RV, et al. Seizures after head trauma: a population study. *Neurology.* 1980;30:683–689.

45. Temkin NR, Dikmen SS, Wilensky AJ, et al. A randomized, double-blind study of phenytoin for the prevention of post-traumatic seizures. *N Engl J Med.* 1990;323:497–502.

46. Vespa P. Continuous EEG monitoring for the detection of seizures in traumatic brain injury, infarction, and intracerebral hemorrhage: "to detect and protect." *J Clin Neurophysiol.* 2005;22:99–106.

47. Wang HC, Chang WN, Chang HW, et al. Factors predictive of outcome in posttraumatic seizures. *J Trauma.* 2008;64:883–888.

48. Rae-Grant AD, Barbour PJ, Reed J. Development of a novel EEG rating scale for head injury using dichotomous variables. *Electroencephalography and Slinical Neurophysiology.* 1991;79:349–357.

49. Vespa PM, Boscardin WJ, Hovda DA, et al. Early and persistent impaired percent alpha variability on continuous electroencephalography monitoring as predictive of poor outcome after traumatic brain injury. *Journal of Neurosurgery.* 2002;97:84–92.

50. Theilen HJ, Ragaller M, Tscho U, et al. Electroencephalogram silence ratio for early outcome prognosis in severe head trauma. *Crit Care Med.* 2000;28:3522–3529.

51. Friedman D, Claassen J, Hirsch LJ. Continuous electroencephalogram monitoring in the intensive care unit. *Anesth Analg.* 2009;109:506–523.

52. Claassen J, Perotte A, Albers D, et al. Nonconvulsive Seizures after Subarachnoid Hemorrhage: Multimodal Detection and Outcomes. *Ann Neurol.* 2013;74:53–64.

53. Claassen J, Hirsch LJ, Frontera JA, et al. Prognostic significance of continuous EEG monitoring in patients with poor-grade subarachnoid hemorrhage. *Neurocritical Care.* 2006;4:103–112.

54. Vespa PM, Nuwer MR, Juhasz C, et al. Early detection of vasospasm after acute subarachnoid hemorrhage using continuous EEG ICU monitoring. *Electroencephalography and Clinical Neurophysiology.* 1997;103:607–615.

55. Claassen J, Hirsch LJ, Kreiter KT, et al. Quantitative continuous EEG for detecting delayed cerebral ischemia in patients with poor-grade subarachnoid hemorrhage. *Clinical Neurophysiology: Official Journal of the International Federation of Clinical Neurophysiology.* 2004;115:2699–2710.

56. Labar DR, Fisch BJ, Pedley TA, et al. Quantitative EEG monitoring for patients with subarachnoid hemorrhage. *Electroencephalogr Clin Neurophysiol.* 1991;78:325–332.

57. Foreman B, Claassen J. Quantitative EEG for the detection of brain ischemia. *Crit Care*. 2012;16:216.
58. Rathakrishnan R, Gotman J, Dubeau F, et al. Using continuous electroencephalography in the management of delayed cerebral ischemia following subarachnoid hemorrhage. *Neurocritical Care*. 2011;14:152–161.
59. Nagata K, Tagawa K, Hiroi S, et al. Electroencephalographic correlates of blood flow and oxygen metabolism provided by positron emission tomography in patients with cerebral infarction. *Electroencephalography and Clinical Neurophysiology*. 1989;72:16–30.
60. Tolonen U, Sulg IA. Comparison of quantitative EEG parameters from four different analysis techniques in evaluation of relationships between EEG and CBF in brain infarction. *Electroencephalography and Clinical Neurophysiology*. 1981;51:177–185.
61. Astrup J, Siesjo BK, Symon L. Thresholds in cerebral ischemia—the ischemic penumbra. *Stroke*. 1981;12:723–725.
62. Jordan KG. Emergency EEG and continuous EEG monitoring in acute ischemic stroke. *J Clin Neurophysiol*. 2004;21:341–52.
63. Claassen J, Jette N, Chum F, et al. Electrographic seizures and periodic discharges after intracerebral hemorrhage. *Neurology*. 2007;69:1356–1365.
64. Bladin CF, Alexandrov AV, Bellavance A, et al. Seizures after stroke: a prospective multicenter study. *Arch Neurol*. 2000;57:1617–1622.
65. Arboix A. [Epileptic crisis and cerebral vascular disease]. *Rev Clin Esp*. 1997;197:346–350.
66. Faught E, Peters D, Bartolucci A, et al. Seizures after primary intracerebral hemorrhage. *Neurology*. 1989;39:1089–1093.
67. Szaflarski JP, Rackley AY, Kleindorfer DO, et al. Incidence of seizures in the acute phase of stroke: a population-based study. *Epilepsia*. 2008;49:974–981.
68. Vespa PM, O'Phelan K, Shah M, et al. Acute seizures after intracerebral hemorrhage: a factor in progressive midline shift and outcome. *Neurology*. 2003;60:1441–1446.
69. Arboix A, Comes E, Massons J, et al. Relevance of early seizures for in-hospital mortality in acute cerebrovascular disease. *Neurology*. 1996;47:1429–1435.
70. Vernino S, Brown RD, Jr., Sejvar JJ, et al. Cause-specific mortality after first cerebral infarction: a population-based study. *Stroke*. 2003;34:1828–1832.
71. Mecarelli O, Pro S, Randi F, et al. EEG patterns and epileptic seizures in acute phase stroke. *Cerebrovasc Dis*. 2011;31:191–198.
72. Burghaus L, Hilker R, Dohmen C, et al. Early electroencephalography in acute ischemic stroke: prediction of a malignant course? *Clinical Neurology and Neurosurgery*. 2007;109:45–49.
73. Diedler J, Sykora M, Bast T, et al. Quantitative EEG correlates of low cerebral perfusion in severe stroke. *Neurocritical Care*. 2009;11:210–216.
74. Huang Z, Dong W, Yan Y, et al. Effects of intravenous mannitol on EEG recordings in stroke patients. *Clinical Neurophysiology: Official Journal of the International Federation of Clinical Neurophysiology*. 2002;113:446–453.
75. Wood JH, Polyzoidis KS, Epstein CM, et al. Quantitative EEG alterations after isovolemic-hemodilutional augmentation of cerebral perfusion in stroke patients. *Neurology*. 1984;34:764–768.
76. Rossetti AO, Logroscino G, Liaudet L, et al. Status epilepticus: an independent outcome predictor after cerebral anoxia. *Neurology*. 2007;69:255–260.
77. Hovland A, Nielsen EW, Kluver J, et al. EEG should be performed during induced hypothermia. *Resuscitation*. 2006;68:143–146.
78. Legriel S, Bruneel F, Sediri H, et al. Early EEG monitoring for detecting postanoxic status epilepticus during therapeutic hypothermia: a pilot study. *Neurocritical care*. 2009;11:338–344.
79. Rittenberger JC, Popescu A, Brenner RP, et al. Frequency and timing of nonconvulsive status epilepticus in comatose post-cardiac arrest subjects treated with hypothermia. *Neurocritical care*. 2012;16:114–122.
80. Cloostermans MC, van Meulen FB, Eertman CJ, et al. Continuous electroencephalography monitoring for early prediction of neurological outcome in postanoxic patients after cardiac arrest: a prospective cohort study. *Crit Care Med*. 2012;40:2867–2875.
81. Rossetti AO, Oddo M, Logroscino G, Kaplan PW. Prognostication after cardiac arrest and hypothermia: a prospective study. *Annals of Neurology*. 2010;67:301–307.

82. Fugate JE, Wijdicks EF, Mandrekar J, et al. Predictors of neurologic outcome in hypothermia after cardiac arrest. *Annals of Neurology.* 2010;68:907–914.
83. Tiainen M, Poutiainen E, Kovala T, et al. Cognitive and neurophysiological outcome of cardiac arrest survivors treated with therapeutic hypothermia. *Stroke.* 2007;38:2303–2308.
84. Matthew E, Sherwin AL, Welner SA, et al. Seizures following intracranial surgery: incidence in the first post-operative week. *Can J Neurol Sci.* 1980;7:285–290.
85. Foy PM, Copeland GP, Shaw MD. The incidence of postoperative seizures. *Acta Neurochir (Wien).* 1981;55:253–264.
86. Llinas R, Barbut D, Caplan LR. Neurologic complications of cardiac surgery. *Prog Cardiovasc Dis.* 2000;43:101–112.
87. Wijdicks EF, Plevak DJ, Wiesner RH, et al. Causes and outcome of seizures in liver transplant recipients. *Neurology.* 1996;47:1523–1525.
88. Vaughn BV, Ali, II, Olivier KN, et al. Seizures in lung transplant recipients. *Epilepsia,*. 1996;37:1175–1179.

第 4 章
大脑氧合

Michel. Torbey, MD
Chad M. Miller, MD

简介

急性脑损伤后的脑监测对减轻继发性脑损伤是至关重要的。在过去的几年中,该领域的多模态监测已经取得了重大进展。在本章,我们将着重阐述监测大脑氧代谢及其对严重脑损伤患者治疗的影响。

脑组织是非常独特的器官,它的高能磷酸盐化合物存储量有限,但又有很高的能量代谢需求。因此,它很大程度上依赖于连绵不断的氧供应来满足这种需求。在脑外伤、脑出血以及其他灾难性的脑损伤中,经常观察到供氧的波动。一些研究表明,脑组织缺氧与不良预后相关[1-4]。目前,用于先进的脑监测设备的新工具可以使神经重症专家更精确地监测脑的氧合。

脑组织的氧监测

技术

有两种方法用来检测脑组织的氧分压,即光学发光法和极谱法。在光学发光法中,氧分子触发钌荧光染色的颜色变化。当一个光脉冲穿透此荧光染料时,光的频率发生变化。这种频率的变化随即转换为氧分压。Neurotrend 设备(Diametrics Medical,St. Paul,Minnesota;美国用于非商业用途)就采用这种方法监测脑组织氧分压。在极谱法中,使用 Clark 电极检测氧含量。源于脑组织中弥散过半透膜的氧分子,因极谱黄金负极产生的电流而减少,并与氧分压成正比。1993 年,这项技术被应用于脑监测[5]。2001 年,美国食品药品管理局(FDA)批准用这种方法监测脑氧的 Licox 脑监测仪(Integra Neuroscience,Plainsboro,New Jersey)。两种方法均能准确地检测氧分压,而光学发光法更精确。与极谱法相比,光学发光法监测的氧浓度变化的反应时间更短[6,7]。但这种差别细微而没有显著的临床意义。

放置

通常,监测探头直接放置在脑组织中,在硬脑膜下 2~3cm 额叶脑白质内,传出颅骨的部位用螺栓固定(图 4.1)。监测探头尖端监测导管周围 13mm 脑组织的局部氧分压,因此,它是一种局部的监测器。探头放置的最佳位置一直是一个有争议的问题,这是因为探头放置在损伤还是未损伤的脑组织会造成总体数据的变异[4,8]。对于创伤性脑损伤患者,大多数研究中心倾向于把监测器放置于损伤半球中表现正常的额叶脑组织中。当出现弥散性脑损伤时,监测探头常放置于损伤较轻的半球。有人建议,将探头放置于缺血半暗带,但是这在技术上很难确定。

对于蛛网膜下隙出血的患者,监测器常放置在动脉瘤破裂的一侧或可能发生血管痉挛的区域。置入术后 CT 确认探头的位置,对解读数据十分重要。建议尝试进行氧合实验来评估,随着吸入氧浓度(FiO2)的增加,使氧分压(PbO2)产生的变化。这个试验有助于排除因微小出血灶导致的结构性干扰或因为操作引起的传感器损坏。置入后,需要进行 1 小时以上的平衡才能获得稳定的数据。

放置局部氧分压监测探头的风险是很小的。据报道,穿刺道出血的发生率为 1%~2%[9,10]。感染并发症很少见。

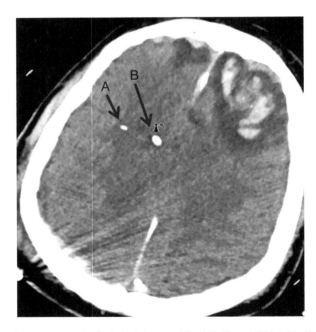

图 4.1　一位额叶脑挫伤的重型颅脑损伤患者头颅 CT 平扫轴位像。右侧额叶的箭头 A 指示脑组织氧监测探头,箭头 B 指示脑室引流管。

说明和临床应用

正常脑组织氧分压可以通过试验获得,但人类正常值的获得局限于神经外科手术过程中,以及对重型颅脑损伤后表现正常的脑组织的检测。动物试验的数据显示,正常脑组织氧分压为 30~42mmHg[11,12]。在实施脑血管手术麻醉状态下的患者中,脑组织氧分压在 37~48mmHg 之间变化[13,14]。提示脑组织局部缺血的准确氧分压临界值尚不明确。在现有文献中,脑缺血的氧分压临界值为 10~19[8,15,16]。采用 10~15mmHg 的临界值主要依据正电子发射 CT(PET)验证的研究[17]。最近研究发现,CT 灌注成像的平均通过时间(MTT)也与 $PbtO_2$ 数值有关[18]。

缺氧对预后的影响

一些研究检验了蛛网膜下隙出血及重型颅脑损伤患者脑缺氧对预后的影响。对蛛网膜下隙出血的患者,出血后 3 个月和 6 个月反复出现的脑缺氧,即 5 分钟或超过 30 分钟的 $PbtO_2$<10mmHg(23%),与脑缺氧<5 分钟(65%)的患者相比,往往预后不良[3]。患有梗死的 SAH 患者比没有梗死的患者更有可能发生严重的缺氧事件[19]。

对 TBI 患者的 3 项观察性研究[1,20]进行系统回顾发现,与没有任何缺氧迹象的患者(43%)相比,脑缺氧(定义为 $PbtO_2$<10mmHg)与死亡率上升(72%)有关。脑缺氧患者死亡的比数比为 4[可信区间(CI)为 1.9~8.2]。同样,在出院后 6 个月的创伤性脑损伤患者中,与没有脑缺氧的患者相比,缺氧的颅脑损伤患者预后不良(55% 比 24%)。

ICP-导向治疗与 $PbtO_2$-导向治疗

一些研究比较了 $PbtO_2$-导向治疗的患者与标准颅内压/脑灌注压(ICP/CPP)导向治疗的患者的预后,其中最早的一项研究评估了严重创伤性脑损伤患者的目标导向性治疗方案[21]。在研究中,ICP/CPP 组把 ICP 控制在 20mmHg 以下,CPP 控制在 70mmHg 以上。在 $PbtO_2$ 组,应用升压药和补液间断升高 CPP,把 $PbtO_2$ 控制在 10mmHg 以上。与 ICP/CPP 组(54%)相比,虽然 $PbtO_2$ 组(65%)预后更好,但是未达到统计学意义。Stiefel 及同事发表了一份类似的基于不同治疗目标的回归分析报告[22]。CPP 治疗目标值较低(>60mmHg),而 $PbtO_2$ 的治疗目标值较高(>25mmHg)。在 $PbtO_2$ 组,患者通过间断吸氧和输血将血红蛋白维持在 10g/dL 以上,以对抗缺氧。与 ICP/CPP(34%)组比较,$PbtO_2$ 组的死亡率(25%)明显偏低。2010 年,他们发表了目标值 $PbtO_2$ 20mmHg 的研究报告,结果类似。在这些试验中,Licox 探头放置在正常脑组织损伤较重的一侧。尽管其他的研究尚不能够明确,但有一项 $PbtO_2$ 目标导向治疗的研究得出阴性结果[25]。此研究 ICP/CPP 组 ICP 治疗目标保持在 20mmHg 以上,CPP 保持在 60mmHg 以上;在 $PbtO_2$ 组,$PbtO_2$ 保持在 20mmHg 以上。虽然两组的死亡率相似,但是 $PbtO_2$ 组的神经功能恢复相对较差。

PbtO₂ 监测其他可能的临床应用

去骨瓣减压术

一项回顾性调查发现[26]，实施 ICP 和 PbtO₂ 监测的蛛网膜下隙出血的患者，因颅内压增高而为了降低颅内压最终行去骨瓣减压术，结果显示，PbtO₂ 低于 10mmHg 是病情恶化最早的征兆。45% 的患者出现脑疝之前，PbtO₂ 缺血阈值已经平均出现了 13 个小时。在另一项研究中[27]，去骨瓣减压之前有脑缺氧的患者，术后预后往往较差。

动脉瘤手术

动脉瘤手术中使用 PbtO₂ 监测是可行的，PbtO₂ 能够敏感监测出存在缺血风险的脑组织[28-30]。PbtO₂ 监测不仅能评估临时动脉瘤夹闭的可行性效果，而且为永久夹闭动脉瘤的正确位置提供参考。在一项为患者实施开颅动脉瘤夹闭的研究中，大多数临时夹闭主动脉的患者，出现了 PbtO₂ 下降的现象，而且 PbtO₂ 低于 8mmHg 持续了 30 分钟，预示脑梗死的发生。

脑肿瘤

用 PbtO₂ 监测脑肿瘤曾进行了调查研究[31]。在这项研究中，在 MRI 定向引导下，开颅前将传感器放置在瘤周区域。医师测量了有脑水肿患者硬膜打开和肿瘤切除后对 PbtO₂ 的影响。打开硬脑膜后的 PbtO₂ 明显升高，并一直持续到肿瘤切除后。

动静脉畸形手术

Hoffman 等测量了行 AVM 切除患者中的 AVM 血管供养的脑组织的氧含量[32]。在 AVM 切除前，PbtO₂ 低，提示低灌注和慢性缺氧，而切除术后，PbtO₂ 的显著增加则表明高灌注。

治疗策略

显然，预后较差与 PbtO₂ 低有关。然而，解决脑缺血风险的治疗策略尚未得到验证。目前只有两项前瞻性研究探讨了这个问题，但是它们都没有发现 ICP/CPP 导向疗法和 PbtO₂ 导向疗法的区别 [33,34]。正在进行的 BOOST Ⅱ 试验针对重型创伤性颅脑损伤患者进行了 PbtO₂ 导向疗法的随机多中心临床试验研究。表 4.1 总结了基于 PbtO₂ 的不同疗法的区别。

颈静脉球血氧监测

颈静脉球血氧监测可以持续而又全面地监测全脑氧利用率。经皮颈静脉穿刺置入监

表 4.1　当脑组织氧分压<15mmHg 时,脑缺氧的治疗策略。治疗策略按照是否出现颅内压增高来分层。

颅内压<20mmHg	颅内压>20mmHg
■ 优化脑灌注压	■ 甘露醇或者高渗盐治疗
■ 加强氧供	■ 亚低温
■ 保证容量	■ 巴比妥疗法
■ 增加氧浓度	■ 镇静与麻醉
■ 降低中心体温	■ 指征明确后脑脊液外引流
■ 减轻过度换气	

测导管,导管头端指向颈静脉球,利用放置在柔韧导管头端的血氧定量计监测氧浓度。通常,通过颈部锁骨上方穿刺引导管置入探头(图 4.2)。每侧颈静脉球的静脉血源于双侧大脑表层和深层的血液回流。持续血氧监测可获得大脑回流的静脉血的血氧饱和度数值。大脑氧的利用率可以通过与动脉血的血氧饱和度的对比计算出来。正常的颈静脉血氧饱和度范围为 60%~80%[35]。如果仅有 50%的饱和血红蛋白分子,大脑也能最大限度地从中

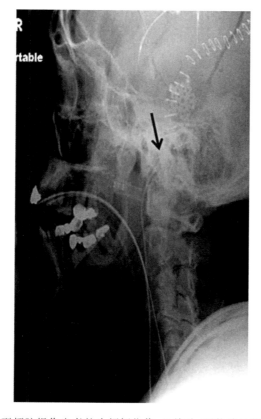

图 4.2　一位重型颅脑损伤患者的头颅侧位像,经检验,颈静脉导管在正确的位置。

摄取氧，而其他脏器则依赖高灌注输送氧以避免缺氧。可以利用光纤测量导管尖端抽取颈静脉血样的氧饱和度来定期校准（每8~12小时一次）[36]。必要时，可以利用MRI通过导引鞘轻易将出故障的导管替换或移除。

由于氧气不能在大脑储存，因此氧气的输送和利用可以通过测量SjO_2推断。低氧饱和度可能是由于低心排血量、贫血、严重的血管痉挛、全身缺氧，或氧的消耗上升等。当患者出现充血、深度镇静、神经源性代谢降低和细胞凋亡，以及高心输出量等状况时，SjO_2就会升高。假性氧饱和度升高可能由于导管尾端放置于面静脉，所测量的血样是高氧饱和度的面静脉血。头颅侧位像可以帮助证实颈静脉球的正确位置。

SjO_2对评估脑外伤的预后判断有一定价值。医学家对116例严重颅脑损伤患者的研究发现，低氧饱和度预示神经功能预后较差[37]。在3个月的随访中，多次出现长时间（>10分钟）脑缺血发作的患者中，有90%的患者会死亡、重残或植物生存，而SJO_2不低的患者发生率为55%。同样，对动脉瘤性蛛网膜下隙出血的样本研究发现，在因脑血管痉挛导致神经功能出现缺陷之前一天，患者的氧摄取率会增高。3H治疗成功地提高了大部分患者的SjO_2[38]。在脑外伤后同时进行颈静脉球氧饱和度和局部脑组织血氧饱和度测定的研究中，每一个监测器都监测到了清晰的缺氧事件[39]。$PbtO_2$监测器可检测全身缺氧导致的低氧血症，而过度换气导致的缺氧可较早的出现SjO_2降低。

SjO_2监测有风险和隐患。由于锁骨上静脉极为贴近肺尖，因此放置导管时可能会发生刺穿动脉和气胸的情况。此外，非闭塞性的颈静脉血栓被认为是颈静脉导管留置的并发症[40]，通过留置导管进行低流量的肝素盐水冲洗可以有效减少血栓的发生。虽然颈静脉血氧测定被认为是全脑监测，但是应用者通过对比两侧血氧饱和度的测量值，报道了饱和度的变异问题[41,42]。没有研究探讨颅脑外伤后颈静脉球导向治疗对临床的指导意义。近期文献将颈静脉球监测聚焦在手术中，而不是临床监护上。

近红外线光谱分析

近红外线光谱分析（NIRS）是一种非侵入性光学监测技术，它使用红外线评估脑组织氧代谢。红外线由发光二极管发射，可被置于额部头皮外的硅光纤化学传感器探测。由于人体存在生物色基差异，当红外线穿过人体组织时，其中特定波长的光被吸收。光线的衰减是浓度依赖性的[43]。最常见的生物色基是脱氧血红蛋白和氧合血红蛋白，它们的浓度有明显的临床意义。

现已表明NIRS是特定医疗环境下的有效监测技术。在一些脑血管手术中，采用NIRS监测器显示损伤区域的脑氧代谢的变化[44]。在实施颈动脉内膜切除术时，脑组织氧饱和度下降20%，表明脑卒中的风险较大[45]。对心脏骤停患者术后6个月的随访发现，早期复苏后局部NIRS饱和度较高的患者，神经功能预后较好（rSO_2 68%比58%，$P<0.01$[46]）。

作为监测技术，虽然NIRS技术在手术室作用较大，然而，它在神经外科监护病房的使用并没有普及。不同厂家的监测器的NIRS技术和标准饱和度值也有所变化。此外，大部分监测器在正常值和异常值之间有相当大的重叠。当颅内出现病理性改变时,如血肿和颅内水肿,NIRS 难以区分[47,48]。非血红素色基,如黑色素和胆红素,也会混淆饱和度测定。最后,颅内静脉血和动脉血的相对比率是动态变化的。上述问题导致解释饱和度变化的意义也是一种挑战。

目前,文献并不支持在神经外科监护病房使用 NIRS 技术。考虑到急性脑损伤后氧代谢的重要性以及微创可持续监测的潜在益处,NRIS 的临床应用将会被继续探讨。

参考文献

1. Bardt TF et al. Monitoring of brain tissue PO2 in traumatic brain injury: effect of cerebral hypoxia on outcome. *Acta Neurochir Suppl*. 1998;71:153–156.
2. Chen HI et al. Detection of cerebral compromise with multimodality monitoring in patients with subarachnoid hemorrhage. *Neurosurgery*. 2011;69(1):53–63, discussion 63.
3. Kett-White R et al. Adverse cerebral events detected after subarachnoid hemorrhage using brain oxygen and microdialysis probes. *Neurosurgery*. 2002;50(6):1213–1221, discussion 1221–1222.
4. Kiening KL et al. Brain tissue pO2-monitoring in comatose patients: implications for therapy. *Neurol Res*. 1997;19(3):233–240.
5. Maas AI et al. Monitoring cerebral oxygenation: experimental studies and preliminary clinical results of continuous monitoring of cerebrospinal fluid and brain tissue oxygen tension. *Acta Neurochir Suppl (Wien)*. 1993;59:50–57.
6. Hoelper BM et al. Brain oxygen monitoring: in-vitro accuracy, long-term drift and response-time of Licox- and Neurotrend sensors. Acta Neurochir (Wien), 2005;147(7):767–774, discussion 774.
7. Purins K et al. Brain tissue oxygen monitoring: a study of in vitro accuracy and stability of Neurovent-PTO and Licox sensors. *Acta Neurochir (Wien)*. 2010;152(4):681–688.
8. Sarrafzadeh AS et al. Cerebral oxygenation in contusioned vs. nonlesioned brain tissue: monitoring of PtiO2 with Licox and Paratrend. *Acta Neurochir Suppl*. 1998;71:186–189.
9. Dings J, Miexensberger J, Jager A, and Klaus R. Clinical experience with 118 brain tissue oxygen partial pressure catheter probes. *Neurosurgery*. 1998;43(5):1082–1094.
10. Stewart C, Haitsma I, Zador Z, et al. The new Licox combined brain tissue oxygen and brain temperature monitor: assessment of in vitro accuracy and clinical experience in severe traumatic brain injury. *Neurosurgery*. 2008;63:1159–1165.
11. Critchley GR, Bell BA, Acute cerebral tissue oxygenation changes following experimental subarachnoid hemorrhage. *Neurol Res*. 2003;25(5):451–456.
12. Zauner A et al. Brain oxygen, CO2, pH, and temperature monitoring: evaluation in the feline brain. *Neurosurgery*. 1995;37(6):1168–1176; discussion 1176–1177.
13. Hoffman WE, Charbel FT, Edelman G. Brain tissue oxygen, carbon dioxide, and pH in neurosurgical patients at risk for ischemia. *Anesth Analg*. 1996;82(3):582586.
14. Meixensberger J et al. Studies of tissue PO2 in normal and pathological human brain cortex. *Acta Neurochir Suppl (Wien)*. 1993;59:58–63.
15. Doppenberg EM, et al. Determination of the ischemic threshold for brain oxygen tension. *Acta Neurochir Suppl*. 1998;71:166–169.
16. Valadka AB et al. Relationship of brain tissue PO2 to outcome after severe head injury. *Crit Care Med*. 1998;26(9):1576–1581.
17. Johnston AJ et al. Effect of cerebral perfusion pressure augmentation with dopamine and norepinephrine on global and focal brain oxygenation after traumatic brain injury. *Intensive Care Med*. 2004;30(5):791–797.
18. Hemphill JC 3rd et al. Relationship between brain tissue oxygen tension and CT perfusion: feasibility and initial results. *AJNR Am J Neuroradiol*. 2005;26(5):1095–1100.
19. Vath A. et al., Therapeutic aspects of brain tissue pO2 monitoring after subarachnoid hemorrhage. *Acta Neurochir Suppl*. 2002;81:307–309.

20. van den Brink WA et al. Brain oxygen tension in severe head injury. *Neurosurgery*. 2000;46(4):868–876, discussion 876–878.

21. Meixensberger J et al. Brain tissue oxygen guided treatment supplementing ICP/CPP therapy after traumatic brain injury. *J Neurol Neurosurg Psychiatry*. 2003;74(6):760–764.

22. Stiefel MF et al. Reduced mortality rate in patients with severe traumatic brain injury treated with brain tissue oxygen monitoring. *J Neurosurg*, 2005:103(5):805–811.

23. Spiotta AM et al. Brain tissue oxygen-directed management and outcome in patients with severe traumatic brain injury. *J Neurosurg*. 2010;113(3):571–580.

24. Narotam PK, Morrison JF, Nathoo N. Brain tissue oxygen monitoring in traumatic brain injury and major trauma: outcome analysis of a brain tissue oxygen-directed therapy. *J Neurosurg*, 2009;111(4):672–682.

25. Martini RP et al. Management guided by brain tissue oxygen monitoring and outcome following severe traumatic brain injury. *J Neurosurg*. 2009; 111(4):644–649.

26. Strege RJ et al. Cerebral edema leading to decompressive craniectomy: an assessment of the preceding clinical and neuromonitoring trends. *Neurol Res*. 2003;25(5):510–515.

27. Stiefel MF et al. Cerebral oxygenation following decompressive hemicraniectomy for the treatment of refractory intracranial hypertension. *J Neurosurg*. 2004;101(2):241–247.

28. Gelabert-Gonzalez M, Fernandez-Villa JM, Ginesta-Galan, V. Intra-operative monitoring of brain tissue O2 (PtiO2) during aneurysm surgery. *Acta Neurochir (Wien)*. 2002;144(9):863–866, discussion 866–867.

29. Kett-White R. et al. Cerebral oxygen and microdialysis monitoring during aneurysm surgery: effects of blood pressure, cerebrospinal fluid drainage, and temporary clipping on infarction. *J Neurosurg*. 2002;96(6):1013–1019.

30. Szelenyi A et al. Brain tissue oxygenation monitoring supplementary to somatosensory evoked potential monitoring for aneurysm surgery. Initial clinical experience. *Neurol Res*. 2002;24(6):555–562.

31. Pennings FA et al. Intraoperative monitoring of brain tissue oxygen and carbon dioxide pressures reveals low oxygenation in peritumoral brain edema. *J Neurosurg Anesthesiol*. 2003;15(1):1–5.

32. Hoffman WE et al. Brain tissue gases and pH during arteriovenous malformation resection. *Neurosurgery*. 1997;40(2):294–300, discussion 300–301.

33. Adamides AA et al. Focal cerebral oxygenation and neurological outcome with or without brain tissue oxygen-guided therapy in patients with traumatic brain injury. *Acta Neurochir (Wien)*. 2009;151(11):1399–1409.

34. McCarthy MC et al. Neurologic outcomes with cerebral oxygen monitoring in traumatic brain injury. *Surgery*. 2009;146(4):585–590, discussion 590–591.

35. Chieregato A, Calzolari F, Trasfoini G, et al. Normal jugular bulb saturation. J *Neurol Neurosurg Psychiatry*. 2003;74(6):784–786.

36. Coplin WM, O'Keefe GE, Grady MS, et al. Accuracy of continuous jugular bulb oximetry in the intensive care unit. *Neurosurgery*. 1998;42(3):533–540.

37. Gopinath SP, Robertson CS, Contant CF, et al. Jugular venous desaturation and outcome after head injury. *J Neurol Neurosurg Psychiatry*. 1994;57:717–723.

38. Heran NS, Hentschel SJ, and Toyota BD Jugular Bulb Oximetry for Prediction of Vasospasm Following Subarachnoid Hemorrhage. *Can J Neurol Sci*. 2004;31:80–86.

39. Gopinath SP, Valadka AB, Masahiko U, et al. Comparison of jugular venous oxygen saturation and brain tissue PO$_2$ as monitors of cerebral ischemia after head injury. *Crit Care Med*. 1999;27(11):2337–2345.

40. Coplin WM, O'Keefe GE, Grady MS, et al. Thrombotic, infectious, and procedural complications of the jugular bulb catheter in the intensive care unit. *Neurosurgery*. 1997;41(1):101–109.

41. Metz C, Holzschuh M, Bein T, et al. Monitoring of cerebral oxygen metabolism in the jugular bulb: reliability of unilateral measurements in severe head injury. *J Cereb Blood Flow Metab*. 1998;18:332–343.

42. Nicola L, Beindorf AE, Rasulo F, et al. Limits of intermittent jugular bulb oxygen saturation monitoring in the management of severe head trauma patients. *Neurosurgery*. 2000;46(5):1131–1139.

43. Ghosh A, Elwell C, Smith M. Cerebral near-infrared spectroscopy in adults: a work in progress. *Anesth Anlg*. 2012;115:1373–1383.

44. Nielsen HB. Systematic review of near-infrared spectroscopy determined cerebral oxygenation during non-cardiac surgery. *Frontiers in Physiology*. 2014;5(93):1–15.
45. Mille T, Tachimiri ME, Klersy C, et al. Near infrared spectroscopy monitoring during carotid endarterectomy: which threshold value is critical? *Eur J Vasc Endovasc Surg*. 2004;27:646–650.
46. Storm C, Leithner C, Krannich A, et al. Regional cerebral oxygen saturation after cardiac arrest in 60 patients—A prospective outcome study. Resuscitation. 2014 Apr 30. Pii:S0300-9572(14)00507-3. Doi:10.1016/j [Epub ahead of print].
47. Robertson CS, Gopinath SP, and Chance B. A new application for near-infrared spectroscopy: detection of delayed intracranial hematomas after head injury. *J Neurotrauma*. 1995;12:591–600.
48. Gill AS, Rajneesh KF, Owen CM, et al. Early optical detection of cerebral edema in vivo. *J Neurosurg*. 2011;114:470–477.

第 5 章

脑组织灌注监控

David M. Panczykowski, MD
Lori Shutter, MD

简介

　　脑血流灌注最终决定了脑组织的氧与物质输送。虽然平均动脉压(MAP)是组织灌注的主要动力,但脑血流(CBF)是由多种内在因素决定的。在危重患者中,系统的灌注压监测(如有创动脉压监测、血氧饱和度等)对检测整体变化至关重要;然而,对神经源性重症患者的管理需要准确地理解 CBF。由于神经 ICU 中许多干预的目的是增加动脉血流量,因而脑特异性灌注监测所提供的信息对指导临床管理非常有帮助。引入的一些测量脑灌注技术也使得对神经重症患者进行个体化的 CBF 评估及调节成为可能。

可用于脑组织灌注评估的监测器类型

　　评估脑灌注的技术已经存在了几十年,但直到最近才有床旁可持续性监测。脑灌注测量分为多种方式,包括定量与定性评估,动态对比和静态对比,有创性与无创性(见表5.1)。尽管目前存在大量的监控方式,但最佳方法尚未确定[1]。Zauner 及其同事总结了对脑损伤患者进行监测的理想方法的标准如下:这个标准应该是连续的,定量的,适用于临床使用,足够敏感地检测有害事件,无创或微创性,功能强大,易于操作,并具有成本效益[1]。

　　目前,用于脑灌注测量的成像方式,包括氙增强计算机断层扫描(Xe-CT)、计算机断层扫描灌注(CTP)、单光子发射计算机断层扫描(SPECT)、正电子发射断层扫描(PET)和MRI 灌注。CBF 测量公认的黄金标准是稳定的氙 CT,二十多年来人们运用它定量评估人类的脑血流量。这项技术的确立是建立在 Kety 和 Schmidt 在 20 世纪 40 年代对人类早期CBF 研究的基础之上。Kety-Schmidt 原理假设惰性扩散示踪剂的摄取和清除率与该组织中的血流量成正比。为了进行这项成像研究,患者使用氙气–氧气混合物通气,并进行连续扫描以获得随时间轴向的增强曲线。然后使用 Kety-Schmidt 方程[2]从动脉和组织氙浓度的时间曲线计算出 CBF 图谱。基于相似原理,CTP 与碘造影剂逐渐取代氙 CT 产生的脑血流的定量信息,如平均通过时间(MTT)、达峰时间(TTP)、脑血容量(CBV)。该技术包括在碘化静脉注射期间,对选定区域进行连续扫描。CTP(计算机断层扫描灌注)优于氙CT 的主要方面是可以轻易在任何 CT 机上进行,不需要专门的材料或技术人员,而且可以在严重受影响的患者中迅速进行。Xe-CT 和 CTP 以及其他神经成像技术的显著缺点是它们不能在床边常规进行,仅提供特定时间和区域的 CBF 图像。此外,成像技术要求危重患者离开 ICU,从而引起因设备移走带来的风险。

经颅多普勒(TCD)超声测量主脑血管的血流速度,可作为(床旁)对脑血流灌注的(进行)间接评估。采用多普勒频移原理,通过不同的骨"窗"(如通过颧弓以上薄的颞骨鳞部),从测量脉冲的 US 波中得到血中红细胞的流速。从血流速度的变化可推断 CBF 的变化(假定血管内径和投照的角度为恒定[3,4])。虽然 TCD 超声检查可以提供无创的实时数据,但只能测量主要脑动脉的血流速度;因此可能会忽略微循环水平的组织灌注异常。其他不足包括过于依赖操作者的熟练程度及连续监测时频繁的探头固定。基于这些原因,TCD 监测 CBF 的实用性仍然有限[5]。

激光多普勒(LD)流量法采用与 TCD 超声相似的测量原理。然而,LD 流量法可以对微循环变化进行评估。直径为 0.5~1mm 的光纤激光探针,放置在皮质表面或白质中发射单色激光,可通过对移动红细胞的检测以获得其流速。这为任意灌注单元的局部 CBF 提供了连续的定性评估。LD 流量测量的变化与脑灌注压(CPP)的变化相关,可以预测自动调节的损伤[6]。LD 流量法的主要缺点是,CBF 的信息只在相对的条件下提供,而数据输出容易出现由移动或探针迁移产生的数据误差[7]。

热扩散法是唯一提供连续的、定量的脑组织灌注测量的方法。该技术使用一种脑实质内微探针,通过测量组织的热传导和对流性质,以定量评估区域组织灌注的绝对 CBF

表 5.1　脑组织灌注监测的常用方法综述。

模式	优点	缺点
成像		
氙 CT	高空间分辨率	需要特殊设备和技术人员
		需要搬运
CT 灌注	高空间分辨率	受区域血管密度和直径的影响
	随时随地可用 CT 扫描仪	不能用于碘过敏患者
	比氙 CT 辐射剂量低	需要搬运
	连续扫描之间的时间间隔较短	不能用于肾功能不全的患者
有创监测		
热扩散探头	高时间分辨率	有创性
	可与其他形式的神经监测相结合	仅测量体积为 $27mm^3$ 内的组织
	可以在床边使用	不能用于发热(>39.5℃)的患者
	即时反馈,目标导向治疗	

值[0~200ml/(100g·min)]。包含两个热阻器的探针插入脑实质中，并测量组织的散热能力，热量的消散与探针尖端周围约 27mm³ 区域内的血液流动成比例。TD 流量法提供连续的、床边的 CBF 测量，并被证明可以与动物和人类研究中的氙–CT 扫描相媲美[8]。然而，与所有局部监测一样，TD 流量法可能无法准确地反映出整个大脑 CBF，甚至包括具有不同血管反应性及不同基线 CBF 区域的局部灌注。

脑灌注监测的文献支持

脑组织灌注改变可导致缺血性损伤和（或）充血并伴有水肿，是神经科重症监护病房中常见的疾病。这些改变可能继发于外源性灌注问题（全身性低血压）和（或）内在因素（自动调节或血管痉挛受损）。很显然，受损的大脑需要足够的血流，但没有随机试验可直接监测评估是否改善预后。

CPP 作为 CBF 输入的压力测定指标，在几项关于创伤性脑损伤 (TBI) 的文献中，用于评估靶向灌注的治疗策略。尽管它们似乎对自动调节有依赖性，但结果是喜忧参半的。靶向灌注治疗在自主调节完整的患者中显示预后较好，而自主调节受损的患者则相反，在这种情况下，颅内压 (ICP) 导向的管理预后会更好[9]。此外，无差别的维持 CPP 大于 70mmHg 与 ICP 增高有关，急性呼吸窘迫综合征 (ARDS) 和死亡率有关。因此，最新的《重型颅脑损伤救治指南》[25]推荐 CPP 值范围为 50~70mmHg，这些患者显示出未受损的自动调节机制，通常可以容忍更高的 CPP 值[10]。这些结果表明，脑灌注治疗策略至少应以个人的脑血管特征为基础，特别是自动调节的状态可能是决定如何最好优化 CBF 的一个重要因素。然而，CPP 仅仅反映普通压力梯度，不能代替 CBF 量化。在最近的美国心脏协会和《神经重症监护 SAH 指南》[26]中，没有提到 CBF 或自主调节监测的最优方法[11]。

对蛛网膜下腔出血 (SAH)、缺血性脑卒中、TBI 的研究表明，可以利用氙成像、SPECT、PET 扫描和灌注 MRI 来直接评估 CBF。Xe-CT 可以评估 TBI 后的血流分布异常，用于颅高压患者 PCO_2 的处理以及升高血压治疗脑血管痉挛。最近，CTP 定量测量 CBF 在个体内的显示是一致的，并且已通过与其他技术，如微球（译者注：指放射性微球技术）、Xe-CT 和 PET[12]的比较得到验证。通过与其他影像技术比较，大量急性卒中的文献为 CTP 提供了临床验证，CTP 可以预测缺血但可挽救的半暗带脑区[12,13]。CT 灌注显示梗死的准确率达到了 95%的。这些技术后来被转化为对血管痉挛引起的局部缺血的监测和治疗。在最近一篇预测血管痉挛的 meta 分析中，CTP 敏感性为 74%，敏感性为 93%。虽然这些技术可能代表了目前衡量 CBF 的金标准，但它们不能提供连续监测。

使用 TD 流量计（译者注：热弥散血流测定）的脑组织灌注测量已经应用于 SAH 和 TBI 患者，以及肿瘤切除术、动脉瘤夹闭术和动静脉畸形 (AVM) 切除术。Carter 和 Atkinson 是首次报道了一种贴敷在皮层上定量测量脑血流量的传感器[14]。尽管报道可以有可靠的测量区域皮质血流，但由于技术和方法上的难度，这项技术并没有被普遍接受。2000 年，Vajkoczy 等报道了一种新的插入脑实质的 TD 流量计探针的有效性，类似于目前的 ICP

监测和部分脑组织氧分压（$PbtO_2$）监测仪（马萨诸塞州，坎布里奇，Hemedex 公司）。自这些初步研究以来，在区域 CBF 测量中，其他几项研究证明了 TD 流量法与 Xe-CT 之间的良好一致性。在 SAH 患者中，TD 流量法已被证实可有效地检测到脑血管痉挛相关性低灌注的发生[8,10,15]。Jaeger 等证实了在高级别 SAH 和重度 TBI 患者中 TD 血流仪测量 CBF 和脑组织氧合之间的强相关性[16]。他们发现 $PbtO_2$ 的水平似乎主要由区域 CBF 决定，因为在 90% 的病例中，$PbtO_2$ 的变化与 CBF 有关。在 TBI 之后，TD 探针也被应用于多模态神经监测，以评估个体化的血流动力学参数，包括血管反应，因此，其可以指导优化 MAP 和 CPP 治疗[17,18]。

病理生理学

神经监测的最终目的是减少或预防继发性损伤并为恢复提供最佳环境。脑缺血和缺氧是脑创伤后继发性损伤的主要原因。受伤的神经元细胞代谢活化增加，同时，大脑灌注亦受损，导致供给和需求的不平衡。正常的大脑 CBF 约为 50ml/（100g·min）[灰质大约为 80ml/（100g·min），白质大约为 20ml/（100g·min）]。当 CBF 低于 35ml/（100g·min）时，神经元的蛋白质合成停止。在 20ml/（100g·min）时，发生神经电或突触障碍，神经元发生缺氧代谢。在 10ml/（100g·min）时，代谢衰竭和细胞死亡。缺血性脑损伤的最终程度取决于血流量的大小、缺血的持续时间、区域易损性以及各种其他因素（血糖储存、温度等）。CBF 与血压和血管阻力之间的关系由公式 CBF=CPP/CVR 表明，即 CPP（MAP 和 ICP 之间的差异）除以脑血管阻力（CVR）。在正常生理条件下，流量-代谢耦合和肌原机制都对 CVR 进行了细微调控，以确保 CBF 在全身灌注压波动的情况下能够满足大脑的氧化代谢需求。然而，通常在颅脑损伤后脑血管自动调节功能受损，CBF 随 CPP 而增加或减少，从而诱发脑缺血和（或）充血。

监测大脑组织灌注的临床方面

哪些患者可从临床脑灌注监测中受益？

神经 ICU 的监测可分为常规监测（全身）和特定监测。尽管常规监测对于监测整个大脑的病理生理学研究是至关重要的，但脑特定监测技术可更集中地评估可能未被发现的继发性损害，尤其是昏迷和（或）药物镇静的患者。虽然一些病理状况可能会因额外的监测而获益，但一些特定情形会有很大扰乱脑灌注和自动调节的可能，从而超过任何监测的相关风险。可能产生脑灌注紊乱的最常见疾病，包括缺血性脑卒中、TBI 和动脉瘤相关的 SAH。任何导致颅内高压的病变（如术后脑水肿、脑实质内出血等）都可能导致脑灌注恶化。

监测脑组织灌注的主要目的之一是在不可逆损伤发生之前识别出处于梗死风险的组织，并通过直接或间接的干预恢复血流。此外，监测可能有助于区分皮质缺血和充血，并允许进行自动调节和二氧化碳反应性测试，以调整合适的脑灌注策略。以下是关于监测应考虑的时机和条件的一般性建议：

1. SAH 或 GCS<9 的 TBI，经充足的肺部和血流动力学复苏后。

2. SAH 或伴 GCS<9 的 TBI，准备放置其他颅内监测装置（ICP、PbtO₂ 等）。

3. 蛛网膜下隙出血或 TBI 后 5~10 天持续 GCS<9 分的（不能用脑水肿、脑积水、癫痫、发热、感染等原因解释）。

4. SAH 或 TBI 受伤的 14 天内，有神经功能恶化、ICP 升高、PbtO₂ 下降，或脑电图和（或）其他大脑功能的恶化。

CBF 的阶段性改变可能在 TBI 后立刻发生，并持续 14 天，主要由全身低灌注、充血和血管痉挛引起。严重创伤性脑损伤的研究表明，在损伤后的急性阶段，35%的患者发生缺血，并不一定伴有全身性低血压 [19]。脑自动调节受损导致这种复杂情况，因此 CBF 评估对早期监测和指导治疗非常有意义。Xe-CT 和 CTP 可描述创伤性脑损伤后 CBF 的多相性变化，为改善 CBF 的治疗以及指导 ICP 和 CPP 的管理提供依据。12~24 小时之后的 CBF 监测对鉴定因脑自动调节受损而引起的脑充血，以及早期发现脑血管痉挛引起的继发缺血，仍有必要。Rosenthal 等利用 TD 流量法证明，53%的严重 TBI 患者，因 MAP 改变出现 CBF 的反应性损害[17]。类似 SAH 后的时程，40%的重度 TBI 患者可能发生脑血管痉挛，最常见的发生在第 4~14 天[20]。

与 TBI 相似，动脉瘤性 SAH 后的脑灌注与时间变化有关。CBF 的急性改变可能是由于急性血管痉挛导致，或动脉瘤栓塞导致载瘤血管狭窄或远端血管血栓形成，或出血时 ICP 增加导致 CPP 的瞬间减少。虽然血管痉挛是 SAH 后 CBF 异常最常见的病因，但脑血管自动调节功能受损也可能使这类患者出现充血性损害。血管造影发现，SAH 后近端颅内动脉痉挛发生率占 70%，只有 20%~40%的患者出现迟发性缺血性神经功能损害，许多造影显示痉挛的患者并没有相关的缺血表现[21]。常规的脑灌注监测对那些神经系统体格检查不能合作的患者是最有效的，这些患者的临床特征和评分对继发缺血的敏感性不足，以致高达 20%的患者随后可能会遭受临床症状不明显的的梗死。

热扩散监视器的放置

TD 流量探针通常放置在继发缺血性损伤风险最小的半球组织中。应注意确保探头不放置在挫伤、梗死或血肿内，我们评估的目地是防止对组织的继发损伤，而不是评估已经遭受不可逆损害的组织。在植入时，将单向螺栓插入到冠状缝前距离中线 2~3cm 的 3.2mm 宽的骨孔，（大致在 Kocher 点，图 5.1）。这个位置可以评估大脑前和大脑中动脉之间的分水岭区域，并避免功能区皮质（运动区在冠状缝的后方 4~5cm）。探针插入硬脑膜下并进入皮层 2~2.5cm 深，通过拧紧螺栓来固定。可以同时通过这个位置进行脑室外引流和脑实质内监测。基于不同的感兴趣血管区域，其他的位置可能更适合，尤其在 SAH 患者中，破裂动脉灌注的区域可以做感兴趣区，因为此区域最有可能发生血管痉挛和迟发性脑缺血。放置后应 CT 扫描，以确保探头的正确位置。有一些研究，在放置监视器后，立即

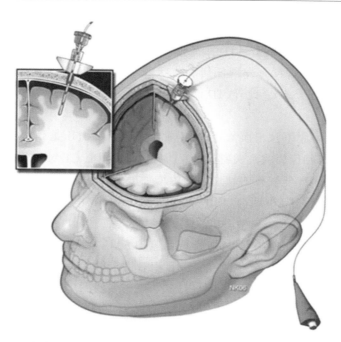

图 5.1　QFlow 500TM 用颅螺钉固定的热扩散探针。马萨诸塞州,坎布里奇,Hemedex 公司,由弗兰克·鲍曼博士提供。

进行 CT 灌注扫描,以记载不同记录模式之间(CTP 与 CBF 监测仪)的一致性;当然,这不是必需的。

目前,没有多中心试验评估侵入性神经监测并发症的风险,特别是 CBF 监测。已经报道的并发症包括颅内、硬膜下、硬膜外出血,脑膜炎,仪器故障或位置放置错误。这些风险小于 2%,有临床症状的并发症更少[22]。

什么样的常规监测阈值,提示应该临床干预

目前,由于缺乏基于结果来修正治疗方案的前瞻性研究,治疗起始、调整和停止的最佳脑组织灌注阈值是未知的。在白质中,CBF 的范围为 18~25ml/(100g·min),而大脑平均 CBF 的范围为 40~50ml/(100g·min)。10ml/(100g·min)以下的流量通常会导致神经元完整性受损和梗死。

稳定的 Xe-CT 和 CTP 已经被常规地用于明确缺血性卒中后有梗死风险的组织,随后这些技术被衍生使用到对 TBI 和 SAH 后血管痉挛引起的局部缺血的监测和治疗。CBF 和 MTT 的绝对阈值及两侧半球之间灌注的差异,可以用来判定是否是区别于梗死组织的可治疗的缺血脑组织。关于卒中的文献数据确定了可救治组织的阈值:CBF 比基于临床症状为健康对侧半球对称区域脑组织的血流减少 30%~50%。另一种方法是对 MTT 和 CBV 图进行评估。在 MTT 延长的区域,CBV 增加(由于血管扩张和募集反应)出现在自动调节功能被保留区域,而 CBV 下降对应于已经发生梗死的区域。

在临床症状出现之前，区域 CBF 监测就可以实时检测继发于血管痉挛的缺血。症状性血管痉挛的诊断阈值已应用于 TD 血流监测仪。Vajkoczy 等在诊断血管痉挛中使用了 15ml/(100g·min)的阈值，没有发现任何有症状的血管痉挛患者被 TD 流量仪忽略(灵敏度为 100%，特异性为 75%)。此外，TD 流量仪(数据)的改变比血管痉挛的临床表现平均早 3 天[15](图 5.2)。

在动脉瘤性蛛网膜下隙出血治疗中，正常容量下升高血压是脑血管痉挛治疗的主要方法，CBF 是基础与临床研究的关键点[21]。Darby 等利用氙 CT 对 CBF 进行测量，证实了多巴胺诱导的高血压在非梗死的缺血区域内增加了 CBF，而不增加全脑平均 CBF。另一方面，预防性扩容治疗在全脑平均 CBF、最小区域 CBF 或症状性脑血管痉挛之间没有任何改善。考虑到伴随的风险，包括心脏衰竭、电解质紊乱、脑水肿，以及由于凝血因子稀释导致的出血风险，美国心脏协会和《神经重症监护 SAH 指南》已经确定应该避免预防性扩容治疗[11,21]。虽然没有独立的阈值存在，但相对肯定的是，一旦动脉血压增高，对逆转 CBF 不足可能是非常有用的。Muench 等证实，在一项使用 TD 流量仪的研究中，血管升压素诱导的 MAP 升高导致所有 SAH 患者的局部 CBF 和脑组织氧合显著增加[10]。除了对 CBF 的定量评估外，TD 流量仪还可以通过使 CPP 达到一定的灌注参数进而评估脑血管阻力，从而提供关于血管痉挛严重程度的信息。

也可以使用 TD 流量仪，通过计算 MAP 和过度换气对血流的影响来评估严重 TBI 患者脑自动调节能力和对 CO_2 的反应。通过脑血管阻力增加或 MAP 减少这一简单的刺激试验，可确定患者严重创伤性脑损伤后自动调整的状态。因此，TD 流量仪可以通过评估脑自动调节能力来优化 MAP、CPP 和 ICP 目标，从而改善 TBI 后的 CBF 管理[24]。

虽然对受损的 CBF 的诊断有特定的阈值，其可能与预后有关，但在做出治疗决定之

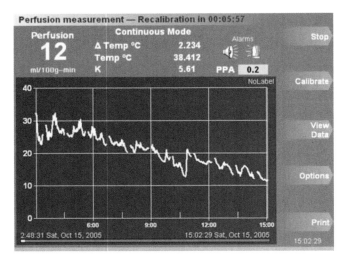

图 5.2　从 CBF[ml/(100g·min)]下行趋势和患者相关 CT 灌注，显示右额叶 CBF[ml/(100g·min)]的不足。血管造影证实，继发于动脉瘤性 SAH 的脑血管痉挛。

前,所有可用的数据,包括趋势,都应被考虑在内。

结论

　　神经损伤的最佳治疗需要预防和改善继发性的损伤, 其中改善脑灌注是重要的方法。定性方式,如 TCD 或 LD 流量仪,可以床边获得 CBF 的趋势。定量评估设备,可以使我们很容易的理解 Xe-CT 及 CTP 影像或床边局域性 TD 流量仪所获得数据。监测脑组织灌注能早期发现缺血并评估自动调节机制,这就可以通过优化系统血压目标,改善对继发性损伤的诊断治疗及个体化治疗方案的制订。此外,持续 CBF 监测可对脑灌注的治疗效果,以及相互作用、干预措施进行实时分析。CBF 监测方式的诊断准确性已被广泛证明;然而,很少有研究评估其理想的实施情况和对结果的潜在影响。不管怎样,正如在神经重症监护病房中进行高度警觉的监护很有必要一样,脑灌注的重要性也是显而易见的。

参考文献

1. Zauner A, Bullock R, Di X, et al. Brain oxygen, CO2, pH, and temperature monitoring: evaluation in the feline brain. *Neurosurgery.* 1995;37(6):1168–1176; discussion 76–77.
2. Yonas H, Darby JM, Marks EC, et al. CBF measured by Xe-CT: approach to analysis and normal values. *J Cereb Blood Flow Metab.* 1991;11(5):716–725.
3. Dahl A, Russell D, Nyberg-Hansen R, et al. A comparison of regional cerebral blood flow and middle cerebral artery blood flow velocities: simultaneous measurements in healthy subjects. *J Cereb Blood Flow Metab.* 1992;12(6):1049–1054.
4. Wintermark M, Sesay M, Barbier E, et al. Comparative overview of brain perfusion imaging techniques. *J Neuroradiol.* 2005;32(5):294–314.
5. Bhatia A, Gupta AK. Neuromonitoring in the intensive care unit. I. Intracranial pressure and cerebral blood flow monitoring. *Intensive Care Med.* 2007;33(7):1263–1271.
6. Arbit E, DiResta GR. Application of laser Doppler flowmetry in neurosurgery. *Neurosurg Clin N Am.* 1996;7(4):741–748.
7. Obeid AN, Barnett NJ, Dougherty G, et al. A critical review of laser Doppler flowmetry. *J Med Eng Technol.* 1990;14(5):178–181.
8. Vajkoczy P, Roth H, Horn P, et al. Continuous monitoring of regional cerebral blood flow: experimental and clinical validation of a novel thermal diffusion microprobe. *J Neurosurg.* 2000;93(2):265–274.
9. Howells T, Elf K, Jones PA, et al. Pressure reactivity as a guide in the treatment of cerebral perfusion pressure in patients with brain trauma. *J Neurosurg.* 2005;102(2):311–317.
10. Muench E, Horn P, Bauhuf C, et al. Effects of hypervolemia and hypertension on regional cerebral blood flow, intracranial pressure, and brain tissue oxygenation after subarachnoid hemorrhage. *Crit Care Med.* 2007;35(8):1844–1851; quiz 52.
11. Bederson JB, Connolly ES, Jr., Batjer HH, et al. Guidelines for the management of aneurysmal subarachnoid hemorrhage: a statement for healthcare professionals from a special writing group of the Stroke Council, American Heart Association. *Stroke.* 2009;40(3):994–1025.
12. Harrigan MR, Leonardo J, Gibbons KJ, et al. CT perfusion cerebral blood flow imaging in neurological critical care. *Neurocrit Care.* 2005;2(3):352–366.
13. Wintermark M, Reichhart M, Thiran JP, et al. Prognostic accuracy of cerebral blood flow measurement by perfusion computed tomography, at the time of emergency room admission, in acute stroke patients. *Ann Neurol.* 2002;51(4):417–432.
14. Carter LP, Atkinson JR. Cortical blood flow in controlled hypotension as measured by thermal dif-

fusion. *J Neurol Neurosurg Psychiatry*. 1973;36(6):906–913. PMCID: 1083589.

15. Vajkoczy P, Horn P, Thome C, et al. Regional cerebral blood flow monitoring in the diagnosis of delayed ischemia following aneurysmal subarachnoid hemorrhage. *J Neurosurg*. 2003;98(6):1227–1234.

16. Jaeger M, Soehle M, Schuhmann MU, et al. Correlation of continuously monitored regional cerebral blood flow and brain tissue oxygen. *Acta Neurochir* (Wien). 2005;147(1):51–56; discussion 6.

17. Rosenthal G, Sanchez-Mejia RO, Phan N, et al. Incorporating a parenchymal thermal diffusion cerebral blood flow probe in bedside assessment of cerebral autoregulation and vasoreactivity in patients with severe traumatic brain injury. *J Neurosurg*. 2011;114(1):62–70.

18. Soukup J, Bramsiepe I, Brucke M, et al. Evaluation of a bedside monitor of regional CBF as a measure of CO2 reactivity in neurosurgical intensive care patients. *J Neurosurg Anesthesiol*. 2008;20(4):249–255.

19. Eker C, Asgeirsson B, Grande PO, et al. Improved outcome after severe head injury with a new therapy based on principles for brain volume regulation and preserved microcirculation. *Crit Care Med*. 1998;26(11):1881–1886.

20. Lee JH, Martin NA, Alsina G, et al. Hemodynamically significant cerebral vasospasm and outcome after head injury: a prospective study. *J Neurosurg*. 1997;87(2):221–233.

21. Diringer MN, Bleck TP, Claude Hemphill J, III, et al. Critical care management of patients following aneurysmal subarachnoid hemorrhage: recommendations from the Neurocritical Care Society's Multidisciplinary Consensus Conference. *Neurocrit Care*. 2011;15(2):211–240.

22. Morton R, Lucas TH, II, Ko A, et al. Intracerebral abscess associated with the Camino intracranial pressure monitor: case report and review of the literature. *Neurosurgery*. 2012;71(1):E193–E198.

23. Darby JM, Yonas H, Marks EC, et al. Acute cerebral blood flow response to dopamine-induced hypertension after subarachnoid hemorrhage. *J Neurosurg*. 1994;80(5):857–864.

24. Oddo M, Villa F, Citerio G. Brain multimodality monitoring: an update. *Curr Opin Crit Care*. 2012;18(2):111–118.

25. Guidelines for the management of severe traumatic brain injury. *J Neurotrauma* 2007;24(Suppl 1):S1-S106.

26. Connolly ES, Rabinstein AA, Carhuapoma JR, et al. Guidelines for the Management of Aneurysmal Subarachnoid Hemorrhage: a guideline for Healthcare Professionals From the American Heart Association / American Stroke Association. *Stroke*. 2012;43(6):1711–37.

第 6 章

脑微透析

Chad M. Miller, MD

简介

脑微透析是一种能够对脑组织间隙中多种物质浓度进行实时定量分析的脑监测技术。对神经重症医生而言,它为颅脑损伤患者的重症监护提供了更丰富、更具价值的信息。尽管脑微透析技术已经在临床应用二十多年,但其在神经化学领域的潜在应用价值仍需进一步探索和发掘。

功能和设计

脑微透析是通过将带有半透膜的纤薄(0.9mm)导管植入脑实质的白质中完成的。导管可以作为单腔或多腔螺栓系统的一部分植入,也可通过隧道技术单独植入。导管内含导入管和导出管,两者分别与半透膜连通。将一种渗透压和电解质成分与脑脊液(CSF)相似的低蛋白溶液,通过电池驱动的微泵注入导入管内。液体通过导管的半透膜进入导出管,随即被收集在可更换的一次性微量试管中。灌注液不会进入大脑组织间质,也不会改变其体积。相反,大脑间质的成分会顺着浓度梯度通过半透膜,以被动扩散的方式经微透析探针系统收集到微量试管中。取下微量试管及收集的液体,置入重症监护室内的便携式分析仪中,测定待测物质的浓度(图6.1)。液体通常每小时分析一次。通常植入导管后前2小时所测定的物质浓度异常可能与一过性的组织损伤有关,故往往不用于临床决策。最常用的检验分析指标,包括葡萄糖、丙酮酸、乳酸、甘油和谷氨酸。这些基本分析物的检测浓度大约是脑组织间质液中实际浓度的70%[1]。探针的回收率取决于灌注速度、膜的长度、膜孔径大小以及待测物质空间分布及电荷。标准微透析技术使用的膜长度为10mm、孔径为20kDa、灌注速度为0.3 µl/min。为更好地测定非典型物质,该方法可以针对性进行优化。100 kDa的导管可用于收集较大分子量的待测物质。

近年来,脑微透析的使用范围日趋扩大,现已包括测定内源性细胞因子、测定药物在

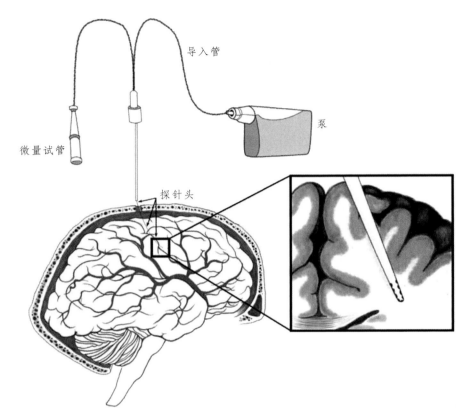

图 6.1　图示一个典型的微透析神经监测系统。一电动泵将灌注液经导入管泵入探头远端的微透析膜。脑间质的待测物质向低于其浓度梯度方向弥散，穿过膜上的孔隙，通过导出管将样本液体收集到微量试管内。样本随后用微透析分析仪进行定量分析。

中枢神经系统(CNS)渗透情况以及测定其他各种非传统大分子物质。而得到可量化数据的前提是确定待检物质的回收率。目前，有多种不同的方法来测定这些新待检物质的绝对浓度。利用样本收集灌流液速的变化，借助拟合曲线即可推测零流速时的浓度[2]，从而认为零流速浓度大致与真正组织间质浓度相同。"无净流量"法是指，当顺浓度梯度没有观察到净流量时，目标分析物在灌流液中的浓度[2]。此外，也可以通过体外方法来测定回收率。通过在已知浓度的分析溶液中进行回收率测定，可进行逆向透析并计算绝对浓度。对于细胞因子，这种方法通常需要使用胶体灌注液来限制灌注液体积流出导管。在体内使用胶体灌注液，有可能导致区域性细胞外脱水[3]。

　　标准分析物检测（葡萄糖、乳酸盐、丙酮酸、谷氨酸和甘油）能提供神经元完整性、脑代谢障碍和损伤脑组织的一般代谢状态等重要信息。鉴于跨越血-脑脊液屏障的速度和转运难易度，葡萄糖是大脑的首选燃料来源。通过糖酵解途径，葡萄糖转化为丙酮酸，而神经元所处的环境决定了下一步代谢的过程和效率。在有氧条件下，线粒体将丙酮酸转化为乙酰辅酶 A，进入三羧酸循环并通过氧化产生 36 个 ATP。在缺氧条件下，丙酮酸被转化为乳酸以进行糖酵解,但与有氧代谢相比,所产生的能量较少。

　　细胞内乳酸水平随着丙酮酸的增加而增加,两者都可以自由扩散到细胞外。因此,通过脑微透析技术,乳酸丙酮酸比值(LPR)升高可作为无氧代谢增强的标志。脑组织在低血糖环境下尤其如此。一般认为,LPR 大于 25 为异常,比值大于 40 代表缺血程度较重[1]。在缺血或缺氧环境中,LPR 升高为 I 型 LPR。LPR 升高也可代表代谢障碍, 而非原发于缺血。在创伤性脑损伤(TBI)和动脉瘤性蛛网膜下隙出血(aSAH)中,LPR 升高为 II 型 LPR。II 型 LPR 源自丙酮酸减少,可能与糖酵解途径的功能障碍有关。其他导致 II 型 LPR 的因素,包括先天性和获得性线粒体功能障碍、败血症、三羧酸循环酶异常、高氨血症、癫痫发作、药物诱导的糖原分解代谢增高,以及氟烷和其他麻醉剂/催眠药的使用。近来,人们对于脑损伤后的代谢状态关注度不断增加, 此时的低血糖可能会刺激乳酸及其转运增强,并进而将其作为额外能量来源[1]。

　　谷氨酸是一种公认的代谢障碍标志物,其浓度与脑水肿、钙介导的细胞膜稳态和能量代谢等机制联系密切[1]。谷氨酸升高被认为是早期缺血性和非缺血性继发性脑损伤的标志物,包括脑实质内出血(IPH)、外伤性颅脑损伤(TBI)和动脉瘤性自发性蛛网膜下隙出血(aSAH)[4-6]。

　　甘油是一种富含脂质的神经元细胞膜成分, 微透析测定甘油升高提示细胞数减少。因此,甘油检测是评估进行性继发脑损伤的明确指标。

标准分析的正常值

　　在正常和病变状态下,标准电解质的浓度通常有时间变异性。脑微透析数据的最佳解读需要与之前数值进行比较,在某些情况下,还需与相同患者的不同探针位置的值进行比较。然而,研究人员已经确认了成年患者采用长度为 10mm、20 kDa 的探针、灌注流速为 0.3μL/min 时的一般正常值(表 6.1[7])。

监测风险

　　置入有创的微透析探针在患者大脑有潜在的风险,必须权衡利弊。需要说明的是,因

表 6.1　在灌注率为 0.3μl/min 时,收集的标准微量透析分析物的正常浓度值。

葡萄糖	2mmol/L
丙酮酸	120mmol/L
乳酸	2mmol/L
乳酸:丙酮酸	15~20
谷氨酸盐	10mmol/L
甘油	20~50mmol/L

放置探针和维护引起并发症的报道较为罕见。置管相关的出血或感染报道多数属于为探寻其他监测参数的次要临床研究终点事件，而且通常未报道并发症。多项研究表明，颅内压（ICP）监测探头植入相关的脑出血风险约为 1% 或更低[8]。由于微透析探针的口径小、抗拉强度低，预计出血相关并发症也较低。微透析的感染率通常很难估计。通常探头并不监测 CSF 的感染指标，也存在其他更多引发脑膜炎和脑室炎的风险。在整个监测过程中，非中空纤维光学 ICP 探针感染率的累积风险为 1%~2%[8]。

微透析探针应在严格的无菌条件下植入，包括使用无菌的手术衣、帽子、手套和面罩。通常在植入微透析探针前预防性使用抗生素，但并没有证据支持预防性用药或置管期间持续使用抗生素的方案。虽然没有数据的支持，按照惯例置管前要检测血小板计数和凝血参数（INR<1.4）是否正常。

大脑微透析监测的适应证和证据

对危重患者继发性脑损伤的诊治监测是大脑微透析的常见应用指征。文献中精确地定义了微透析监测的应用实例，微透析监测也已证实具有重要病情预测价值，或许有益于指导治疗策略。国际多学科共识会议针对神经重症监护中多模态检测的共识摘要说明中即将提出应用推荐，这将增强脑微透析的适应证和方案的统一性。

动脉瘤性蛛网膜下隙出血

应用微透析和其他多模态监测技术可分析由动脉瘤性蛛网膜下隙出血所导致的继发性脑损伤的影响和变化，并进一步为治疗提供建议。重度动脉瘤性蛛网膜下隙出血患者中约 20% 会继发梗死，并且绝大多数无临床症状[9]。虽然临床识别困难，但其损伤效果显著，并对远期恢复带来诸多负面影响。标准的血流动力学和颅内压监测及达到基本监护目标并不能阻止所有迟发性脑梗死（DCI）的发生。在 aSAH 患者中，尽管 ICP 和脑灌注压力（CPP）正常，但生化代谢障碍仍很常见。在一项研究中，尽管只有 20% 的时间里 ICP 和 CPP 显示异常，但仍观测到存在大脑氧供较差和脑代谢障碍[10]。在充分理解干预治疗措施可以逆转缺血风险后，可对 aSAH 患者进行重症监护的预测治疗。脑微透析技术能可靠的预测脑缺血的发生，尤其是为了减少发生永久性损伤，它能够给予充分警告以便指向性施以各种干预措施。一项在 aSAH 患者中进行前瞻性研究表明，LPR 升高 20% 紧随甘油上升 20%，预测 18 例患者中有 17 例发生迟发性脑梗死[4]。梗死预警时间为梗死前 11 小时。在一项类似的前瞻性研究中，87% 的患者中谷氨酸升高提示代谢障碍先于迟发性缺血的发生[11]。发生 LPR 升高的频次较低（40%），但在新缺血灶发生前 17 小时即出现。Helbok 等报道指明，LPR 上升与葡萄糖抑制对缺血性变化特别敏感，尤其是当探针位于缺血区[9]。非常规的检测物质分析在预测缺血性风险方面具有一定的前景。在一项针对伴或不伴症状性血管痉挛的 aSAH 患者比较研究中，高浓度的甘油醛-3-磷酸脱氢酶和低浓度的热休克同源物可在发病前 4 天预测痉挛[12]。

　　aSAH 后的 LPR 升高的可能原因较多，并不能完全归因于缺血。如果在高丙酮酸和高血糖的环境中乳酸也升高，则可能对临床预后的不利影响极低。相反，当乳酸升高（>4mmol/L），伴随脑缺氧指标（部分脑组织氧）$PbtO_2<20mmHg$，则提示临床预后不佳[13]。虽然缺血是 aSAH 后损伤的主要媒介，Ⅱ 型 LPR 也可随之改变。

　　最新的研究显示，部分 aSAH 后的迟发性脑梗死与脑血管痉挛并无明显联系。扩散去极化的电现象或许可以解释这种情况。硬脑膜下电极阵列研究表明，葡萄糖浓度的降低和乳酸浓度的升高与非缺血性扩散去极化有关[14]。微透析结果有助于提示丛集的扩散去极化是迟发性缺血损伤的风险因素。

　　文献中就高血糖对缺血性变化的影响以及对危重患者血糖控制的潜在危害存在争议。在 aSAH 之后代谢障碍的情况下，严格控制血糖水平已被证实会将脑葡萄糖水平降至危险水平之下[15]。虽然血清中和脑内葡萄糖水平关联不多，但在正常的微透析 LPR 值情况下，两者却有更大的相关性。这一发现证明，血糖控制实行个体化可能更为有益。

　　与血糖控制一样，许多研究焦点都集中在确定渗透阈值，以优化 aSAH 后大脑氧气输送的能力。考虑到影响最佳脑氧合和灌注的众多变量，试图确定适用于所有患者的一般渗透阈值并不合理。血红蛋白浓度的降低与微透析所提示的代谢障碍（LPR>40）有关，或许可以成为检测供氧是否充分的较好指标[16]。

　　aSAH 后，继发性损伤的其他标志物描述如下：在 aSAH 患者中，ICP 升高反映了严重的代谢紊乱[17]。发热对 LPR 升高的影响已有报道，治疗后可改善，而与颅内高压无关[18]。TNFα 会在 aSAH 后升高，并与脑室内出血量相关[19]。许多关于 DCI 的假说核心在于上调炎症通路，而 TNFα 在血管痉挛预测方面的预测价值正在探索中。最后，对脑血管痉挛的干预治疗后，微透析证实了神经化学方面的改善[20]。对治疗效果持续时间的疑问，可以通过干预前与干预后监测的变化来解决。

　　蛛网膜下隙出血重症监护管理共识指明，微透析能够预测 aSAH 后的临床预后和 DCI[21]。鉴于其对大量继发损伤过程的敏感性和广泛适用性，在 aSAH 之后应用大脑微透析技术尤其有必要价值。

创伤性脑损伤

　　脑微透析技术对 TBI 的继发影响和预后已经得到了充分研究。在一项针对 223 例重度 TBI 的研究中，LPR 升高和谷氨酸浓度是死亡率的预测指标[22]。复苏后前 72 小时内，甘油水平也与患者死亡密切相关。在另一项研究中，Stein 等研究发现，若在创伤后的 72 小时后持续存在代谢障碍，即使患者复苏良好，也提示临床预后较差[23]。同样，谷氨酸水平升高（> 20mmol/L）提示存活率增加，尤其是浓度水平随时间增加或持续升高时[24]。在存活患者中，LPR 升高的百分比尤其与 TBI 后额叶萎缩相关[25]。微透析对 TBI 后脑灌注的变化非常敏感。在自动调节功能受损期间，与正常大脑影像相比，灌注受损更有可能对脑挫伤周围化学物质产生不利影响[26]。在继发性损伤机制中，严重 TBI 后的颅内高压是导致死亡的常见原因。LPR 和甘油通常比 ICP 提早数小时升高[27]。然而，TBI 后对检测分析绝对值的解读可能需要根据年龄进行调整。在老年创伤患者中，甘油和谷氨酸浓度似乎会升高[28]。尽管具有预测价值，一些研究者依然认为，TBI 后出现的许多神经化学障碍，在整个康复过程中代表的只是静态损伤[29]。大量的证据驳斥了这种说法，并证明损伤后脑内的化学变化是动态改变的。对许多异常参量结果的解读仍存在争议，需不断进行修正。

与 aSAH 相反，TBI 后 LPR 升高并不是缺血的标志。因此，这两种情况不应采用相同的治疗思路，也不应用类似方法解读微透析数据。对严重 TBI 患者而言，正电子发射计算机断层显像（PET）、$PbtO_2$ 和微透析监测结果表明，在有氧和良好的灌注环境中，大脑依然可以将乳酸作为能源利用，因此乳酸升高并不一定来源于无氧代谢。LPR 升高是源于丙酮酸浓度降低，这可能与星形胶质细胞的高血糖反应有关，即为了由于可利用葡萄糖浓度的降低，进而代偿性重吸收谷氨酸盐[25]。这与 aSAH 后的葡萄糖管理有相似之处。在 TBI 之后，尽管血清葡萄糖浓度看似正常，但脑内低葡萄糖可能会持续。在一项对严重受伤患者的研究中，超过 40% 的患者大脑葡萄糖检测提示浓度降低[30]。严格的血糖控制已被证明可能导致代谢紊乱，往往伴随谷氨酸盐和 LPR 升高[6]。Magnoni 等认为，只有当出现氧化代谢障碍时（LRP>25），才应当重视脑内低葡萄糖。当脑代谢为稳态时，血清学与脑葡萄糖浓度之间的相关性更好[31]。

尽管对 LPR II 型患者认识有限，但增强氧合能力仍可能是 TBI 患者的一种治疗手段。正常气压下，高浓度吸氧已被证明可以促进 TBI 后 LPR 升高[32]。尤其是在早期的高血糖代谢异常时，或许需要更高的氧分压（PaO_2）来驱动氧气进入功能失调的线粒体。

脑实质内出血

与 aSAH 和 TBI 相比，IPH 后继发损伤的神经化学研究还不充分。在出血后的早期恢复阶段，血肿周围组织似乎不受缺血性损伤的影响[5]。清除血肿及其降解产物后，可使脑水肿减轻、脑组织间质内谷氨酸盐减少，这与血肿的自然病程差异显著。Ko 等的一项研究表明，CPP 与局部缺氧的代谢障碍程度并无密切关系，而没有自动调节功能障碍的患者则更可能出现代谢障碍。因此，以 LPR 升高为标志的代谢障碍，似乎与线粒体功能障碍有关，而不与损伤灌注相关[33]。在重度 IPH 后，LPR 不升高则提示预后较好[34]。

缺血性脑卒中

与其他疾病相比，缺血性脑卒中后继发性损伤的神经化学反应最为直接。然而，很少有研究针对急性卒中后的缺血性风险进行微透析方面的探讨。先前的研究试图评估大血管卒中后恶性水肿的风险。大面积脑梗死后，进行去骨瓣减压手术，需要综合考虑治疗相关的手术并发症和早期干预所带来的好处。神经化学障碍的变化方式可用于预测恶性脑水肿的进展[35]。而对于缺血性脑卒中拟行手术治疗的小样本观察性研究发现,其仍需进一步前瞻性研究的验证。

脑肿瘤

相对而言,微透析技术尚未用于指导脑肿瘤患者的紧急治疗。此监测技术已被用于围术期瘤床变化的研究及瘤床浸润的化疗评估。关于原发及转移肿瘤切除术后,多种细胞因子(IL-8、IP-10、MCP-1、MIP-1、IL-6、INRα、G-CSF、VEGF)的时程变化已有报道。一般来说,炎症因子会随时间推移而减少[36]。Marcus 团队根据神经化学特征界定了一组原发性高级别脑肿瘤切除的边界,并发现代谢活性与 WHO 肿瘤分级相关[37]。

肝性脑病

据文献报道,微透析技术在探讨肝性脑病的机制特点及肝衰竭期底物代谢方面很有帮助[38]。细胞间质氨浓度分析可反映星形胶质细胞的功能,并证实与 ICP 相关。谷氨酸及脑内其他氨基酸浓度亦可反映脑组织氨水平。

抗生素的中枢神经系统渗透性及给药方式

因药物的中枢神经系统渗透性差异,常规血药浓度常常会误导治疗策略。如果已知回收率情况,则脑微透析技术可根据用药剂量给予实时反馈。脑膜炎、脑肿瘤、TBI 及 IPH 可导致血-脑脊液屏障不可预知的破坏。除此之外,常用药可能会开放(甘露醇)或关闭(糖皮质激素)血-脑脊液屏障。万古霉素、美罗培南及多尼培南的药物浓度可通过明确的微透析回收率进行分析[2]。头孢噻肟的脑内浓度仅是血药浓度的一部分,其最小抑菌浓度高度依赖对用药间隔时间的调整[39]。抗惊厥药物的吸收和代谢的情况也可通过微透析技术进行分析验证[5]。在难治性癫痫持续状态时,该方法极具吸引力。最后,通过化疗药物(如替莫唑胺、甲氨蝶呤)在胶质瘤患者中的渗透性分析,评估给药剂量是否足够,并将药物全身性副作用降至最低。

儿童患者

微透析技术很少用于儿童患者。儿童生理学等多方面研究提示,应当谨慎使用成人数据推断应用于儿童的适应证。即使在儿童囟门闭合以及颅骨发育成熟后,儿童对 ICP 升高的耐受度仍强于成人。与成人颅脑损伤相比,儿童患者通常为弥散性脑损伤,伤后脑水肿反应也较轻。最后,非充分发育的脑组织对于缺氧损伤的影响恢复性更强[40]。鉴于颅脑损伤所致残疾的儿童患者不断增加的寿命及强大的康复能力,未来仍需进一步探索监测指导治疗的益处。

微透析探针放置的时机和部位

脑微透析是种局部监测技术,这些在脑组织与探针尖端的微小空间范围内获取的信息代表着脑内化学物质变化。因此,合理的探针放置依赖于需要检测的信息类型及每个患者的疾病演变过程。aSAH 后,治疗期间 93%的患者会出现新生同侧迟发性脑梗死,约86%的患者相同血管区产生新的损伤[41]。将合适灵敏度的微透析装置安装在破裂动脉瘤同侧的大脑中动脉区域,则约 71%的患者会监测到迟发性脑梗死的临床证据。由大脑中线部位动脉瘤导致的脑梗死,例如前交通动脉瘤,则难以监测,此时需要将探针放置在蛛网膜下隙出血较多的半球内部。TBI 导致的损伤更加广泛。

挫伤周围组织的代谢障碍会比表面看似正常的脑组织更加明显[26],同时可能会增加脑灌注的敏感性。一般情况下,将探针置于额叶近损伤区域,但需远离影像学明显损伤部位。解剖结构的局限可能会限制探针放置的位置。探针应避免放置在颅后窝及去骨瓣的半球侧。探针路径避免经过血肿轴外区,并需行非增强 CT 确认放置位置。

微量泵放置的时机也受创伤机制的影响。TBI 伴有自主调节功能紊乱的患者,早期典型的特征是脑血流动力学的改变。而且,脑水肿及脑内血肿扩大可在创伤早期出现。一旦患者苏醒及在创伤初期数小时内,应考虑早期对合适的患者留置微透析探针。aSAH 后,继发性脑损伤首要需要关注脑血管痉挛相关的缺血症状。由于脑血管痉挛的高峰期在脑出血后大约第 5 天出现[42],因此,应当于脑出血后 3~4 天开始微透析检测,从而在出现缺血风险之前就捕捉到神经化学的基线信号,也可优化探针使用的持久性。在其他情况下,放置探针的时机需根据继发性脑损伤的患者风险及指导治疗的价值进行评估判断。

建立微透析技术的治疗指南响应系统

在每个患者监护之前,脑监测的适应证及目标得到一致明确和界定后,微透析监测才能取得最佳效果。制订明确的监测制度及操作流程是建立常规微透析监测项目的首要工作。关于微透析装置放置的指征和指南病例见表 6.2 和表 6.3。

脑代谢和神经化学物质的改变提示继发性脑损伤的发生,其时间跨度为数分钟至数小时。将微透析监测纳入治疗计划需要建立一个系统,该系统能够及时向治疗团队预警脑神经化学变化,并及时实施纠正性治疗措施。这个团队的每个成员必须理解治疗目标,在发现异常、指定方案及治疗干预等神经监测各个方面各司其职。最好将神经监测的预案和共识集成到监测内容、流程图和对照表中。后附的检查对照表样表(表 6.4)和流程图样图(图 6.2)描述了异常神经化学变化的处理方法。

表 6.2　动脉瘤性蛛网膜下隙出血(aSAH)患者脑微透析监测的指南。

aSAH 患者脑微透析神经监测(cMDNM)的指征

1.急性动脉瘤性出血患者,存在血管痉挛风险、脑水肿及其他的可能继发性脑损伤——适用 cMDNM

2.存在意识改变或无法配合全身神经功能检查(HUNT HESS 分级 IV 和 V),存在隐匿损伤临床症状加重的患者——可考虑使用用 cMDNM

3.接受镇静镇痛、ICP 管控和其他药物治疗的患者——可考虑使用 cMDNM

4.完全持续清醒并能完全配合各项检查的患者,不适合进行 cMDNM 侵入操作

5.难治性血小板减少症(<100 000 个血小板)或不可逆性凝血障碍(INR> 1.4)的患者,不应放置微透析探针

aSAH 患者微透析导管置入的时机、部位及决策

1.微透析导管需在评估患者存在继发性损伤的最佳时间使用,以缩短神经监测的时间

2.可疑继发性损伤引起患者病情恶化时,需考虑微透析导管植入

3.昏迷患者,微透析导管置入需在脑出血后 3 天进行,以便在血管痉挛高峰期前收集病历资料

4.如果条件许可,尽可能将微透析导管置入到破裂的动脉瘤同侧半球,或破裂血管的分布区

5.神经监测时程需根据血管痉挛持续时间进行,而且需要按照精准度认准时限选择神经监测探针(5~7 天)

6.抉择放置神经监测装置需由神经重症监护医生和神经外科医生进行

7.微透析探针置入应当由具备留置探头相关专业知识及操作能力的专业人士进行

脑微透析技术
每小时进行一次组织间液的收集与分析,神经重症团队应当根据下述各项参数的阈值解读分析结果

糖<0.5mmol/L

谷氨酸>12mmol/L

乳酸脱氢酶/丙酮酸>25mmol/L

甘油>100mmol/L

表 6.3　重型颅脑损伤(TBI)患者脑微透析监测的指南。

TBI 患者脑微透析神经监测(cMDNM)的指征

1.重型颅脑损伤(TBI)患者,复苏后 GCS 评分≤8 分,或临床证据表明特定脑区存在血管痉挛、水肿及其他可能继发性脑损伤的风险——适用 cMDNM

2.接受镇静镇痛、ICP 管控或其他药物治疗患者——可考虑使用 cMDNM。对于无法脱离常规镇静或因其他原因无法常规进行神经功能评估的患者,也应考虑进行 cMDNM

3.完全持续清醒并能完全配合各项检查的患者,不适合进行 cMDNM 侵入操作

4.难治性血小板减少症(<100 000 个血小板)或不可逆性凝血障碍(INR> 1.4)的患者,不应放置微透析探针

TBI 患者微透析导管置入的时机、部位及决策

1.微透析导管需在评估患者存在继发性损伤的最佳时间使用,以缩短神经监测的时间

2.可疑继发性损伤引起患者病情恶化时,需考虑微透析导管植入

(待续)

表 6.3 （续）。

3. 对于弥散性损伤或需全脑检测的患者，应当在额叶（通常为右侧）置入微透析导管，同时避开明显的影像学损伤区域

4. 为了提供与特定病变有关的区域数据，应在神经导航引导下（如有必要）将微透析导管置于损伤周围位置

5. 神经监测的持续时间应考虑继发性损伤风险的持续时间以及所选择的神经监测探针（5~7 天）的持续留置时间

6. 抉择放置神经监测装置需由神经重症监护医生和神经外科医生进行

7. 微透析探针置入应当由具备留置探头相关专业知识及操作能力的专业人士进行

脑微透析技术
细胞间质液的动态收集与分析，神经重症团队需了解以下参数的阈值

糖<0.5mmol/L
谷氨酸>12mmol/L
乳酸脱氢酶/丙酮酸>25mmol/L
甘油>100mmol/L

表 6.4　微透析乳酸丙酮酸比值上升和谷氨酸盐水平评估指导对照表。

脑微透析分析物异常值对照表：LPR 上升和谷氨酸

LPR>25

谷氨酸>12mmol/L

1. 确保微透析探针置于活体组织内，从微量试管中获取适量回收液（18μL/h）

2. 确认患者无发热

3. 评估患者是否处于癫痫状态

4. 脑缺血方面

   A. 血红蛋白浓度可否改善

   B. 确保 ICP 控制良好

   C. 改善 CPP 并观察脑神经化学指标有无改善

   D. 评估血管痉挛——TCD、CTA、血管造影

   E. 确保 CO_2 在正常范围内，且无病理性过度通气

5. 改善血红蛋白饱和度

   A. 提高吸入氧气分数（FiO_2）

   B. 增加呼气末正压（PEEP）

   C. 确保呼吸机同步

6. 评估脑水肿恶化程度

   A. 优化高渗性治疗方案

   B. 控制发热

   C. 评估外科损伤

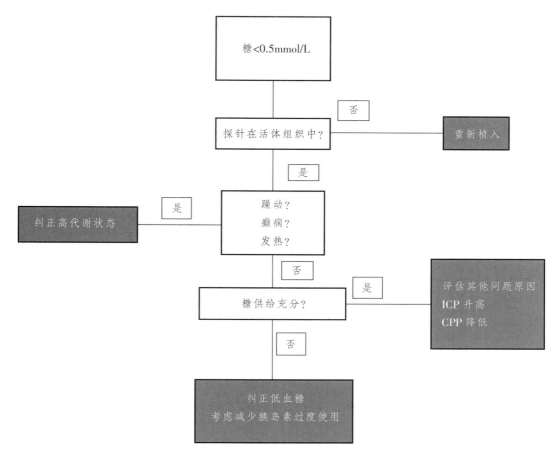

图 6.2　微透析异常低葡萄糖浓度的系统性处理流程图。

结论

在脑损伤患者的重症监护中，一般血流动力学指导疗法不能识别和预防大部分继发性损伤。个体化治疗需要根据患者的具体需求量身定制。脑微透析提供了关于受损大脑健康状况的大量信息，并前瞻性的提供了对迟发性损伤处于可逆阶段发病机制的先见之识。微透析技术目前多用于 TBI 和 aSAH，但在其他领域其应用潜力也巨大。

参考文献

1. Larach DB, Kofke WA, and Le Roux P. Potential non-hypoxic/ischemic causes of increased cerebral interstitial fluid lactate/pyruvate ratio: A review of available literature. *Neurocrit Care.* 2011;15:609–622.
2. Shannon RJ, Carpenter KLH, Guilfoyle MR, et al. Cerebral microdialysis in clinical studies of drugs: pharmacokinetic applications. *J Pharmacokinet Pharmacodyn.* 2013;40:343–58.

3. Helmy A, Carpenter KLH, Skeper JN, et al. microdialysis of cytokines: methodological considerations, scanning electron microscopy, and determination of relative recovery. *Journal of Neurotrauma.* 2009;26:549–561.

4. Skjoth-Rasmussen J, Schulz M, Kristensen SR, et al. Delayed neurological deficits detected by an ischemic pattern in the extracellular cerebral metabolites in patients with aneurysmal subarachnoid hemorrhage. *J Neurosurg.* 2004;100:8–15.

5. Miller CM, Vespa PM, McArthur DL, et al. Frameless stereotactic aspiration and thrombolysis of deep intracerebral hemorrhage is associated with reduced levels of extracellular cerebral glutamate and unchanged lactate pyruvate ratios. *Neurocrit Care.* 2007;6:22–29.

6. Vespa P, Boonyaputthikul R, McArthur DL, et al. Intensive insulin therapy reduces microdialysis glucose values without altering glucose utilization or improving the lactate/pyruvate ratio after traumatic brain injury. *Crit Care Med.* 2006;34:850–856.

7. Schulz MK, Wang LP, Tange M, et al. Cerebral microdialysis monitoring: determination of normal and ischemic cerebral metabolism in patients with aneurysmal subarachnoid hemorrhage. *J Neurosurg.* 2000;93(5):808–814.

8. Bekar A, Dogan S, Abas F, et al. Risk factors and complications of intracranial pressure monitoring with a fiberoptic device. *J of Clin Neuroscience.* 2009;16(2):236–240.

9. Helbok R, Madineni RC, Schmidt MJ, et al. Intracerebral monitoring of silent infarcts after subarachnoid hemorrhage. *Neurocrit Care.* 2011;14:162–167.

10. Chen HI, Steifel MF, Oddo M, et al. Detection of cerebral compromise with multimodality monitoring in patients with subarachnoid hemorrhage. *Neurosurgery.* 2011;69:53–63.

11. Samuelsson C, Hillered L, Enblad P, et al. Microdialysis patterns in subarachnoid hemorrhage patients with focus on ischemic events and brain interstitial glutamine levels. *Acta Neurochir.* 2009;151:437–446.

12. Maurer MH, Haux D, Sakowitz OW, et al. Identification of early markers for symptomatic vasospasm in human cerebral microdialysate after subarachnoid hemorrhage: Preliminary results of a proteome-wide screening. *Journal of Cerebral Blood Flow and Metabolism.* 2007;27:1675–1683.

13. Oddo M, Levine JM, Frangos S, et al. Brain lactate metabolism in humans with subarachnoid hemorrhage. *Stroke.* 2012;43:1418–1421.

14. Sakowitz OW, Santos E, Nagel A, et al. Clusters of spreading depolarizations are associated with disturbed cerebral metabolism in patients with aneurysmal subarachnoid hemorrhage. *Stroke.* 2013;44:220–223.

15. Schmidt JM, Claassen J, Ko S, et al. Nutritional support and brain tissue glucose metabolism in poorgrade SAH: a retrospective observational study. *Critical Care.* 2012;16:R15.

16. Kurtz P, Schmidt JM, Claassen J, et al. Anemia is associated with metabolic distress and brain tissue hypoxia after subarachnoid hemorrhage. *Neurocrit Care.* 2010;13:10–16.

17. Nagel A, Graetz D, Schink T, et al. Relevance of intracranial hypertension for cerebral metabolism in aneurysmal subarachnoid hemorrhage. *J Neurosurg.* 2009;111:94–101.

18. Oddo M, Frangos S, Milby A, et al. Induced normothermia attenuates cerebral metabolic distress in patients with aneurysmal subarachnoid hemorrhage and refractory fever. *Stroke.* 2009;40:1913–1916.

19. Hanafy KA, Grobelny B, Fernandez L, et al. Brain interstitial fluid TNF-α after subarachnoid hemorrhage. *J of Neurological Sciences.* 2010;291:69–73.

20. Stuart RM, Helbok R, Kurtz, et al. High-Dose Intra-arterial verapamil for the treatment of cerebral vasospasm after subarachnoid hemorrhage: Prolonged effects on hemodynamic parameters and brain metabolism. *Neurosurgery.* 2011;68:337–345.

21. Hanggi D, and The participants in the International Multi-disciplinary Consensus Conference on the Critical Care Management of Subarachnoid Hemorrhage. *Neurocrit Care.* 2011;15:318–323.

22. Timofeev I, Carpenter KLH, Nortje J, et al. Cerebral extracellular chemistry and outcome following traumatic brain injury: a microdialysis study of 223 patients. *Brain.* 2011;134:484–494.

23. Stein NR, McArthur DL, Etchepare M, et al. Early cerebral metabolic crisis after TBI influences outcome despite adequate hemodynamic resuscitation. *Neurocrit Care.* 2012;17:49–57.

24. Chamoun R, Suki D, Gopinath SP, et al. Role of extracellular glutamate measured by cerebral micro-

dialysis in severe traumatic brain injury. *J Neurosurg.* 2010;113:564–570.

25. Marcoux J, McArthur DA, Miller C, et al. Persistent metabolic crisis as measured by elevated cerebral microdialysis lactate-pyruvate ratio predicts chronic frontal lobe brain atrophy after traumatic brain injury. *Crit Care Med.* 2008;36:2871–2877.

26. Timofeev I, Czosnyka M, Carpenter KLH, et al. Interaction between brain chemistry and physiology after traumatic brain injury: Impact of autoregulation and microdialysis catheter location. *Journal of Neurotrauma.* 2011;28:849–860.

27. Adamides AA, Rosenfeldt FL, Winter CD, et al. Brain tissue lactate elevations predict episodes of intracranial hypertension in patients with traumatic brain injury. *J Am Coll Surg.* 2009;209(4):531–539.

28. Mellergard P, Sjogren F, and Hillman J. The cerebral extracellular release of glycerol, glutamate, and FGF2 is increased in older patients following severe traumatic brain injury. *Journal of Neurotrauma.* 2012;29:112–118.

29. Nelson DW, Thornquist B, MacCallum RM, et al. Analysis of cerebral microdialysis in patients with traumatic brain injury: relations to intracranial pressure, cerebral perfusion pressure and catheter placement. *BMC Medicine.* 2011;9:21.

30. Oddo M, Schmidt JM, Carrera E, et al. Impact of tight glycemic control on cerebral glucose metabolism after severe brain injury: A microdialysis study. *Crit Care Med.* 2008;36:3233–3238.

31. Magnoni S, Tedesco C, Carbonara M, et al. Relationship between systemic glucose and cerebral glucose is preserved in patients with severe traumatic brain injury, but glucose delivery to the brain may become limited when oxidative metabolism is impaired: Implications for glycemic control. *Crit Care Med.* 2012;40:1785–1791.

32. Tisdall MM, Tachtsidis I, Leung TS, et al. Increase in cerebral aerobic metabolism by normobaric hyperoxia after traumatic brain injury. *J Neurosurg.* 2008;109:424–432.

33. Ko S, Choi HA, Parikh G, et al. Multimodality monitoring for cerebral perfusion optimization in comatose patients with intracerebral hemorrhage. *Stroke.* 2011;42:3087–3092.

34. Nikaina I, Paterakis K, Paraforos G, et al. Cerebral perfusion pressure, microdialysis biochemistry, and clinical outcome in patients with spontaneous intracerebral hematomas. *Journal of Critical Care.* 2012;27:83–88.

35. Schnewies S, Grond M, Staub F, et al. Predictive value of neurochemical monitoring in large middle cerebral artery infarction. *Stroke.* 2001;32:1863–1867.

36. Portnow J, Badie B, Liu X, et al. A pilot microdialysis study in brain tumor patients to assess changes in intracerebral cytokine levels after craniotomy and in response to treatment with a targeted anticancer agent. *J Neurooncol.* 2013; e-pub before print.

37. Marcus HJ, Carpenter KLH, Price SJ, et al. In vivo assessment of high-grade glioma biochemistry using microdialysis: A study of energy-related molecules, growth factors and cytokines. *J Neurooncol.* 2010;97:11–23.

38. Rivera-Espinosa L, Floriano-Sanchez E, Pedraza-Chaverri J, et al. Contributions of Microdialysis to New Alternative Therapeutics for Hepatic Encephalopathy. *Int. J. Mol. Sci.* 2013;14:16184–16206.

39. Dahyot-Fizelier C, Frasca D, Gregoire N, et al. Microdialysis study of cefotaxime cerebral distribution in patients with acute brain injury. *Antimicrob. Agents Chemother.* 2013;57(6):2738.

40. Charalambides C, Sgouros, and Sakas D. Intracerebral microdialysis in children. *Childs Nerv Syst.* 2010;26:215–220.

41. Miller CM and Palestrant D. Distribution of delayed ischemic neurological deficits after aneurysmal subarachnoid hemorrhage and implications for regional neuromonitoring. *Clinical Neurology and Neurosurgery.* 2012;114:545–549.

42. Miller CM, Palestrant D, Schievink WI, et al. Prolonged Transcranial Doppler Monitoring After Aneurysmal Subarachnoid Hemorrhage Fails to Adequately Predict Ischemic Risk. *Neurocrit Care.* 2011;15:387–392.

第 **7** 章

大脑的自主调节功能

Marek Czosnyka, PhD

Enrique Carrero Cardenal, PhD

简介

　　脑损伤患者可能发生大脑自主调节功能障碍,并且自主调节功能障碍的严重程度随时间变化而波动。应用重复非侵袭性的监测方法评估脑自主调节功能是必要的。

　　脑自动调节功能障碍时,用以维持充足脑血流(CBF)的脑灌注压(CPP)的波动范围缩小,脑血流随压力的变化而被动变化。由此诱发的脑组织低灌注缺血[1,2]、充血、水肿及脑出血的风险均增加[3]。研究发现,脑自主调节功能障碍的重型颅脑损伤患者预后不良[4]。

　　作者对监测脑自主调节功能的几种常用方法进行回顾分析,并对不同监测结果的可靠性进行全面评估。

经颅多普勒超声

　　经颅多普勒超声(TCD)能够持续评估脑自主调节储备,在颅脑损伤中得到广泛的应用,可以评估动态/静态脑自主调节功能[5-7]。

自主调节功能的静态试验

　　自主调节功能的静态试验是通过输注血管升压素,同步记录平均动脉压(ABP)变化时的大脑中动脉(MCA)的血流速度(FV)(图7.1)。静态自主调节率(SRoR)的计算等于(血管阻力变化率/脑灌注压的变化率)%[8]。SRoR为100%时,表明自主调节功能最佳,而 SRoR 为0表明自主调节功能完全丧失(SroR=1时,表明血流的变化完全由血管阻力变化引起;SroR=0时,完全由 ABP 引起)。当仅仅考虑动脉压的变化而忽略 CPP 的变化时(ABP 肯定要大于 CPP),SRoR 可能过高估计自主调节功能储备而造成假自主调节的现象[9]。

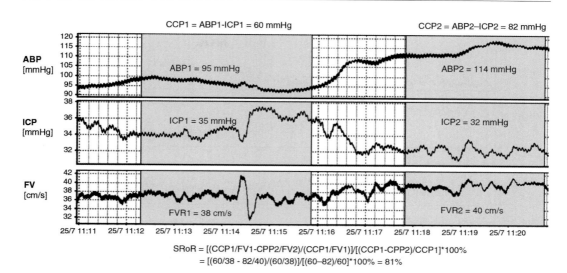

CCP1 = ABP1-ICP1 = 60 mmHg　　　　　　　CCP2 = ABP2-ICP2 = 82 mmHg

SRoR = [(CCP1/FV1-CPP2/FV2)/(CCP1/FV1)]/[(CCP1-CPP2)/CCP1]*100%
= [(60/38 - 82/40)/(60/38)]/[(60-82)/60]*100% = 81%

图 7.1　1 例 TBI 患者的 SRoR 计算。应用去甲肾上腺素后,ABP 由基础值 95mmHg 升高到 114mmHg,升高 19mmHg。SRoR 计算方法为(血管阻力变化率/脑灌注压的变化率)%。

TCD 对二氧化碳浓度变化时的脑自主调节功能的监测[10]

在评估重型颅脑损伤和其他脑血管疾病时,诱导 CO_2 浓度变化的脑血管反应评估试验具有重要的用途。多项研究证明,即使脑血管自主调节功能受损,脑血管仍然会对 CO_2 分压的变化有所反应[11],且这种 CO_2 反应性与颅脑损伤的预后具有重要的相关性[11-13]。该监测手段简单且可重复,然而,当脑自主调节储备耗竭时,高碳酸血症可诱发颅内压(ICP)的剧烈变化[14,15]。因此,该方法需考虑患者的安全,尤其是基础 ICP 已经升高时。短暂诱发轻度低碳酸血症比诱发高碳酸血症更安全(图 7.2[16]),同样,计算脑血管自主调节反应性时,应考虑由 $PaCO_2$ 变化导致的平均动脉压(MAP)的变化[17]。正常状态下,$PaCO_2$ 每变化 1kPa(7.5mmHg)引起脑血管自主调节反应度需大于 15%[CO_2 反应性=(V1-V2)/V1/$PaCO_2$ 的差]。

大腿束带试验

Aaslid 描述:通过释放受压的大腿束带逐步降低 ABP,同时用 TCD 测量 MCA FV(图 7.3[18]),自主调节的动态速率(ROR)用来描述大脑血管对血压突然下降时的反应。ROR 主要用来表明脑血管自主调节的储备, 发现其与血液 CO_2 浓度和自主调节静态速率有关。Tiecks 等提出自主调节指数的概念(ARI)(分级:0 级为完全损伤,9 级为完全正常)[19]。临床实践中,对 ICP 变化的忽视是计算 ARI 潜在的混淆因素,因为在大脑自主调节状态下,动脉压快速变化可导致 ICP 相应的变化[20-22]。

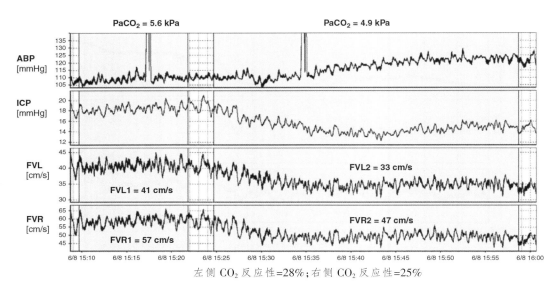

图 7.2 TBI 患者中监测 CO_2 反应性的示例。增加 FiO_2 使 $PaCO_2$ 下降至轻度低碳酸血症水平，可见平均 FV 下降以及 ICP 轻度下降。以此计算出双侧 CO_2 反应性良好（>20%/kPa）。

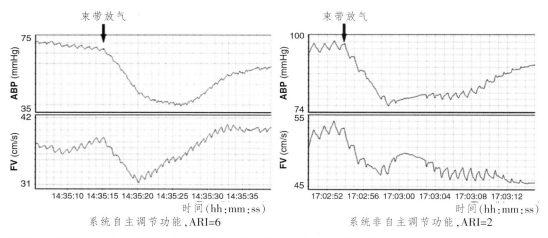

图 7.3 示例：ABP 和血流量对大腿束带减压的反应。左图显示自主调节功能存在（ARI=6）；FV 下降后很快出现了代偿性升高。右图提示自主调节功能恶化：当 ABP 下降后，FV 持续下降（ARI=3）。感谢 Prof. L. Steiner.提供病例。

短暂充血反应试验

短暂压迫颈总动脉（CCA）可引起同侧大脑半球 MCA 血流 FV 急剧下降。如果自主调节功能是完好的，压迫 CCA 时，远端脑血管床就会扩张；松开按压的 CCA 可引起短暂的充血，持续数秒，直到远端脑血管床收缩至初始管腔直径，这一过程提示自主调节反应阳性（图 7.4[23-25]）。该监测方法是在 20 世纪 80 年代时提出，被用于许多不同的大

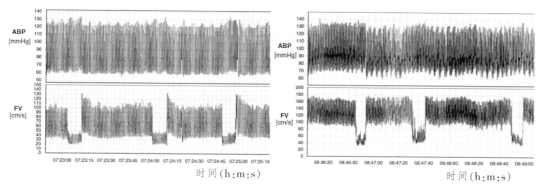

图 7.4　短暂充血反应试验。阻断颈动脉后,自主调节功能存在时,会发生脑充血(左图);而自主调节功能障碍时,不会发生脑充血反应(右图)。

脑疾病,包括:脑外伤[26]和蛛网膜下隙出血[27],但是监测结果依赖于按压的技巧[23.25],这对患有颈部血管疾病的患者来说,在操作时,有理论上的风险[28]。在脑损伤患者中,按压CCA 后,可能引起 ICP 的变化[29]。临床结果脑损伤患者发生短暂充血反应试验与预后呈正相关[26]。

缓慢呼吸时,经颅多普勒超声和平均动脉压间的时相偏移

缓慢呼吸时(6 次/每分钟),呼吸与动脉血压叠加会存在时相偏移,即 MCA 血流速度的自然波动,该现象可以证实自主调节功能的存在。偏移 0°时,表明无自主调节功能,而偏移 90°甚至更多时,表明自主调节功能完好。该方法尚未正式用于颅脑损伤患者的 TCD波形分析。但是,呼吸波的调节安全,可重复操作,可以持续评估脑血管自主调节功能,而无需对动脉压实施具有潜在危险刺激的操作[30-34]。

TCD 血流速度波形的相关方法

实验及模型研究证实:颅内血肿或颅内压增高引起 CPP 降低时,FV 在收缩期和舒张期存在特异的波动模式[35-37]。当 CPP 下降,收缩期和舒张期 FV 同步下降时,大脑皮质血流才开始减少。重型颅脑损伤患者持续监测 CPP,计算连续样本的平均 CPP 与 FV 不同组分(收缩期 FV,平均 FV)之间的相关系数(超过 5 分钟),然后对每个患者进行平均,相关系数被分别命名为收缩期指数(Sx)和平均指数(Mx)。相关系数的符号(+ve 或 -ve)可以被解释为线性回归趋势,线性回归被描述为收缩 FV 及平均 FV 与 CPP 之间的关系(图 7.5)。正相关系数意味着无自主调节功能。负相关系数意味着 FV 与 CPP 呈负相关,即存在自主调节功能。相对于线性回归,相关系数更适合在不同患者之间比较,因其已经将数值标准化为 -1~+1。组间分析显示,颅脑损伤后的临床预后取决于平均自主调节指数。时间相关性分析显示入院 2 天内自主调节功能更易损伤,这些患者预后极差[38,39]。

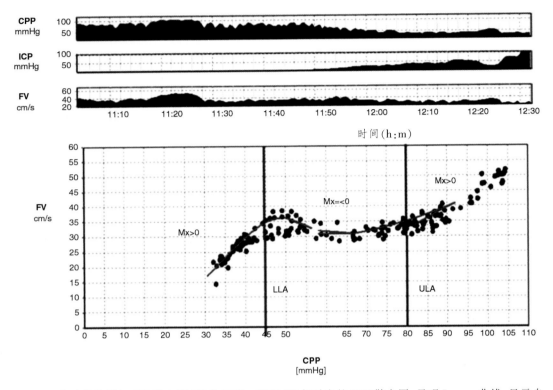

图 7.5　实验性的增加 ICP 及血流 FV 的反应。平均 FV 与对应的 CPP 散点图，呈现 Lassen 曲线，显示自主调节功能的上限和下限（下图）。在自主调节能力的范围内，CPP 和 FV 变化较缓慢，两者的相关性为零或负（零或负性 Mx），而在范围之外，则为正相关（正性 MX）（上图）。

传递函数分析

　　这种方法是使用 ABP 变化引起 FV 产生变化的梯度反应模式。基于 ABP 自发波动的自主调节功能评估，Tiecks 提出一个简单的二阶微分方程公式区来描述 ABP 的梯度变化所诱发的 FV 的反应。传递函数分析用来定量分析平均 ABP（入量）和平均 FV（出量）的动态关系。然后进行逆傅立叶转换来获得某时间段内的 FV 脉冲反应。反过来，脉冲反应可以评估假定的因为 ABP 梯度变化而产生的 FV 反应。10 个模式，ARI 值对应地从 0（无调节）到 9（最好的自动调节），对应在 FV 梯度反应的前 10 秒。通过最小平方误差选择的最佳契合值作为该段数据 ARI 的代表值。ARI 证实与 TBI 患者的预后相关[39-42]。ARI 的阈值为 3~4（尽管自主调节功能不是一个有或无的现象）。与 Mx 类似，ARI 适合在 ICP 高峰平台期的动态过程中持续监测自主调节功能（图 7.6）。

颅内压和动脉压

　　脑损伤、机械通气的危重病患者因缓慢的 ABP 变异（20 秒至 3 分钟）诱发可量化的

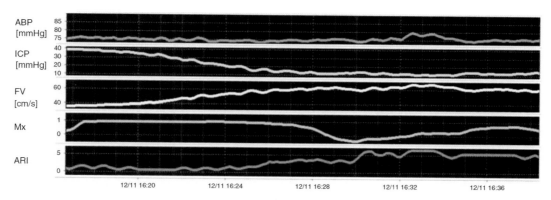

图 7.6　传递函数分析 ICP 高原波下降期(从 40mmHg 降至 15mmHg)平台期后的 ARI(上升)及 Mx(下降),提示脑自主调节功能改善;感谢刘秀云提供图片。

脑血管收缩效应。Czosnyka 等[43]对 83 例 sTBI 患者,利用在线生理数据的自用软件收集和计算 ICP、ABP 和 CPP 的时间平均值(波形时间积分间隔 10 秒)。计算 Pearson's 线性相关系数, 该系数指 ICP 与 ABP 两者间 30 个连续 10 秒内平均值的同步线性相关系数,被称为压力反应指数(PRx)。PRx 为正值时,意味着 ABP 和 ICP 呈正相关(回归线即正性梯度),提示血管床被动的非相关反应。PRx 为负值时,提示正常反应血管床,即 ABP 变化的波形对应相反的 ICP 波形(图 7.7)。因为相关系数有标准值(波动为−1~ +1),所以 PRx 提供了一个便于不同患者间横向对比的指标。PRx 正值与高 ICP、低 GCS 评分、伤后 6 个月的不良预后显著相关。PRx 和 TCD 所测的自主调节功能指数之间存在显著的相关性。

PRx 被认为时间相关变量,适用于对动态变化事件的观察,如 ICP 高原波或动脉高压、动脉低压或恶性高颅内压。另外,PRx 可以被理解为 ABP 和 ICP 的慢波(时长为 20 秒至 3 分钟)之间的关联系数,以慢波的频率乘以 ABP 和 ICP 慢波间的正弦相移。0°相漂移特征为血管壁对压力变化的被动反应(PRx = +1,如果一致性很高),而 180°相漂移则表示非常活跃的血管收缩反应(PRX =−1)[44]。

PRx 与大脑自主调节功能正相关性已经被 PET 所测得的静态自主调节功能所证实[45]。PRx 和 SRoR PET 对脑血管压力自主调节功能障碍的监测结果基本吻合。一组研究 PRx 与 CBF 及脑氧代谢率(CMRO$_2$)相关性的研究显示[46]:PRx 和 CMRO$_2$ 负相关;无论 OEF 高或低,OEF 的二次函数与 PRx 异常相关。这些研究表明,受损的压力−血流自主调节功能,脑缺氧及代谢异常是重型颅脑损伤的病理特征,并且与不同程度损伤相关。然而,目前尚缺乏令人满意的机制将它们联系起来。

Timofeev 等[47]对比正常脑组织及挫伤灶周围的脑组织氧分压、微透析及 PRx 监测指标时, 发现病灶周围的生化指标与 ICP、PbtO$_2$ 及 CPP 阈值没有显著的独立相关性;PbtO$_2$ 及 CPP 减少和 ICP 增加会导致乳酸/丙酮酸比值增加;CPP 与脑组织生化反应的相关性依赖于 PRx 的状态。

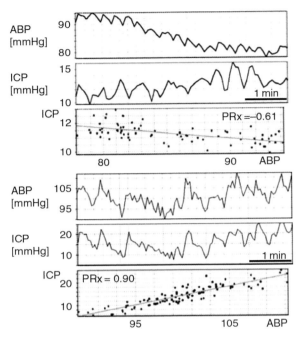

图 7.7　ABP 和 ICP 缓慢变化间的 PRx 相关系数(连续 10 秒内 30 个信号的平均值)。负 PRx 提示脑血管反应性良好(上图)，而正 PRx 提示脑血管反应性恶化。感谢由 Andrea Lavinio 博士提供的图片。

　　PRx 最重要的作用是其可作为脑自主调节功能的时间变量指数(图 7.8)。在这例病例中，ICP 呈现 6 个稳定的高原波，同时 PRx 接近+1，PRx 持续性升高导致 ICP 持续恶性增高。

最佳脑灌注压

　　最佳脑灌注压的概念在既往研究中已经提出[39,48]，并且研究证实：通过调节 CPP 水平，脑自主调节功能的直接或间接监测结果呈现 U 型曲线，CPP 过高或过低，都会导致脑血流稳态受损。2002 年，Steiner 等[49]发表 TBI 患者长期 ICP/ABP 监测，以 PRx 指导不同患者最佳 CPP 的里程碑式的研究结果。这项研究是对 114 例接受重症监护和持续多模态监测的重型颅脑损伤患者的数据进行回顾性分析。最佳 CPP 为脑灌注压波动时(波动幅度为 5mmHg)对应最低 PRx 的值(PRx 最低或负值，被认为脑血管压力反应性越好)(图 7.9)。结果表明，实际均值 CPP 与最佳 CPP 的差距被认为与 6 个月预后有显著相关性。实际均值 CPP 低于和高于最佳值 CPP 的患者，其预后不同。这一发现证明不恰当的 CPP(频谱的两边)影响脑血管压力反应性与临床预后，这与最初 Overgaard 与 Tweed 等提出的观点一致[50]。另一重要方面是，不同患者间及同一患者不同阶段，证实了压力自主调节动态变化的特性，而非一种"全或无"现象。这为患者个体化的治疗提供了坚实的理论依据。本研究存在方法学上的不足，尽管大多数患者都存在最佳 CPP，但仍有 40% 的病例无法获得

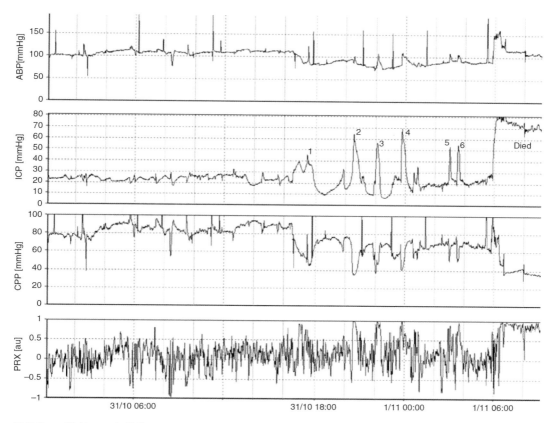

图 7.8　1 例高 ICP 患者的 ICP、CPP、PRx 时间相关性变化。ICP 表现为高原波后患者颅内压急剧升高，最终死亡。在高原波和恶性高颅内压时，PRx 持续增加接近+1。

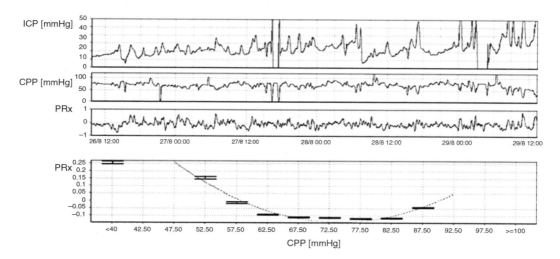

图 7.9　PRx 与 CPP 在最佳 CPP 曲线的分布。CPP 降低和脑组织反应性下降(PRx 值阳性)，脑灌注压太低意味着脑组织缺血；脑组织在高灌注状态下，自主调节能力衰竭(在自主调节能力上限之上工作)，CPP 过高表明脑组织充血；两者之间，PRx 达到最小，表明最佳 CPP 是 72mmHg。

最佳 CPP。作者怀疑不存在最佳 CPP 的原因，包括最佳 CPP 不在研究范围内；监测的时间窗过短和（或）数据较少；脑血管压力反应障碍是由其他病因导致，而非不恰当的 CPP。最后，Steiner 等基于自己的研究结果，提出了以 PRx 为目标来确定最佳 CPP 的前瞻性研究（从未进行过）。Aries 等[51]对最新的数据进行回顾性分析，他们采用统一软件对 TBI 患者长时程 ICP/ABP 监测结果进行分析（ICM+：www. neurosurg.cam.ac.uk/icmplus），研究结果证实了 Steiner 早年提出的假设[49]。超过 80% 的监测时间可以获得最佳 CPP，并可是一个动态变化的指标。CPP 过高导致死亡率增加，过低导致致残率增加；CPP 波动于最佳 CPP 上下，患者预后最佳。

近来，在一组小儿 TBI 病例研究发现，最佳 CPP 与患儿生存率显著相关[52]。CPP 增加后，压力反应性对应改善，PRx 依赖于 CPP，而 PRx 在指导 CPP 目标值的维持上起重要作用，不但在患者特异性，而且在年龄特异性方面也维持最佳 CPP。

"最佳 CPP" 的治疗策略尚未开展前瞻随机对照临床研究。莫斯科 Burdenko 神经外科研究所报道了一组回顾性对照研究，对比传统治疗组（N=40），CPP 目标导向和脑血管自动调节目标导向治疗组，包括计算和维持最佳脑灌注压（N=40）的差异；证实最佳 CPP 组的临床转归更好（中位数：中度残疾对比重度残疾；P =0.0014）。

脑组织氧合反应

监测局部脑组织氧分压（$PbtO_2$）的有创探头已经得到应用，$PbtO_2$ 代表氧运输及细胞氧消耗之间的平衡[54-56]。它是局部脑血流的替代指标，但测量值受探针尖端到毛细血管床的距离影响[57]。$PbtO_2$ 探针能监测非常小范围的脑组织氧分压，正常值为 35~50mmHg。重型颅脑损伤患者 $PbtO_2$ 下降及低 $PbtO_2$ 持续时间与患者不良好预后相关[58-60]。$PbtO_2$ 低于 15mmHg 时，提示高风险；低于 10mmHg 时，可导致不可逆性脑缺血。临床干预常能改变 $PbtO_2$。尚不清楚针对 $PbtO_2$ 的临床干预是否会影响预后。到目前为止，仅两项研究指出，监测 $PbtO_2$ 可降低 TBI 患者的死亡率[61,62]。

$PbtO_2$ 的快速变化，主要反映局部脑组织 CBF 改变（前提是 $CMRO_2$、动脉氧饱和度、氧弥散系数稳定）。因此，可以用 $PbtO_2$ 计算一个类似于 Mx 或 PRx 的 ARI。氧反应指数（ORx）是 $PbtO_2$ 和 CPP 之间的动态相关系数，若 $PbtO_2$ 值每 30 秒记录一次，据此计算的动态时间窗至少 30~60 分钟。14 例 TBI 患者的临床研究中，发现脑组织氧反应性与静态脑自主调节功能密切相关[63]。此外，一项 27 例 TBI 患者研究中，对 ORx 和 PRx 之间的相关性进行报道[46]。不像 Mx 或 PRx，ORx 对临床预后的影响尚未完全阐明。上述研究中纳入的临床病例数相对较少。Jaeger 等[64]证实，ORx 和 GCS 评分间有相关性，而 Radolovich 等并未发现类似结果。两项针对蛛网膜下隙出血的研究发现，ORx 是迟发性脑梗死[66]和不良预后[67]发生的独立相关因素。

ORx 和 PRx 相应的 CPP 常表现为 U 型。最佳 CPP 对 ORx 有时与最佳 CPP 对 PRx 表现一致（图 7.10），然而总体的统计结果并不尽如人意[65]。

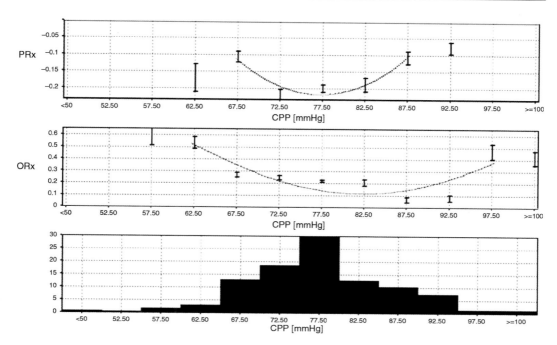

图 7.10 ORx 和 PRx 随着 CPP 值变化呈现 U 形分布。ORx 评估最佳 CPP（82mmHg）和 PRx 评估最佳 CPP（77mmHg）可能有差别，但通常是相互关联的。

近红外光谱

基于对近红外光（700~1000nm）的转换和吸收，1970 年，近红外光谱（NIRS[68,69]）作为一项无创监测活体组织氧含量技术而得到介绍。由于含氧和脱氧血红蛋白有不同的吸收光谱，它们的相对吸收率可以决定脑组织氧含量。

氧合血红蛋白与总血红蛋白比值及对应的百分比值称为组织氧指数（TOI）。TOI 并不是一个通用的固定术语，因为不同制造商生产的 NIRS 仪器不同，它们采用的参数也不相同（如 rSO_2、CO）。假设血细胞比容、动脉氧饱和度和脑氧代谢保持不变，与 $PbtO_2$ 相似，TOI 可以被认为是局部脑血流的替代指标。

新式 NIRS 仪能检测到自发低频振荡波（慢波），可持续监测脑自主调节功能（图7.11）。NIRS 监测脑自主调节功能最大优势是一项无创监测技术。相比 TCD，NIRS 使用起来更简便。NIRS 传感器通过自黏垫贴附于前额，不需要频繁校准，非常适合于长时间监测。一项控制性降低幼猪血压的实验研究证实：通过 NIRS 计算的自主调节功能指数与激光多普勒血流仪检测脑皮质血流相比，两者具有显著的相关性；并可能准确测定自主调节功能的下限[70]。一项脓毒症患者的临床严重发现，TCD-FV 的慢波波动和 NIRS-TOI 信号的慢波频谱高度一致[71]。TOx 的定义（其他作者称为 COx）是 TOI 慢波和 CPP 之间的动

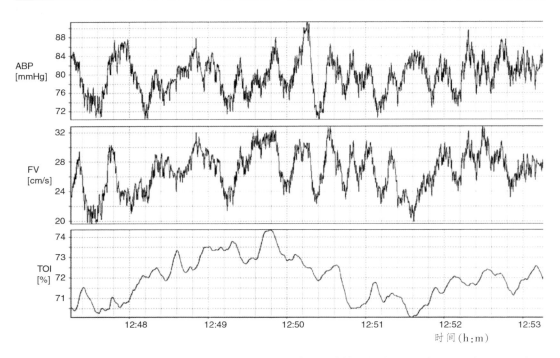

图 7.11 NIRS 记录的 TOI 和 TCD 血流 FV。TCD FV 慢波用于计算脑自动调节功能的 Mx，与 TOI 慢波相波动一致。因此，TOI 计算的 TOx 也可以用于自动调节功能的持续监测。

态相关系数。TOx 和 TOxa(ABP 和 TOI 之间动态相关系数)与 Mx 有显著相关性，类似于 PRx，TOx 可用确定最佳 CPP(图 7.12)。

用 NIRS 监测脑自主调节功能，并不仅局限于神经重症监护患者。在心肺旁路手术中，经验性的将 ABP 控制在维持脑自主调节功能正常的范围。在此类患者中，低血压事件的发生非常危险，所以，最好是个体化的将 ABP 设定在一个不受影响脑自主调节功能的水平[72,73]。在心肺旁路手术成人[74]和儿童[75]研究中发现，NIRS 派生出的自主调节功能指数，能够发现危险性低血压。

CPP 慢波与 CBF 替代指标间的相关性可评估脑血管自主调节功能，血管压力反应性可用来评估 ABP 变化对 CBV 的影响。

NIRS 总血红蛋白指数(THI)表现出与 ICP 慢波高度相关性。ABP 与 THI 之间动态相关性系数，即 THx(或 HVx)[76,77]有显著的相关性。幼猪实验研究[76]证实，一个等同于 THx 的指标同样能确定脑自主调节能力的下限及 TBI 患者中受损的脑血管压力反应性(定义 PRx 小于 0.3)[78]。由于两组指标相关性不一致，之后的研究需要明确什么情况下 THx 最可能与无创性 PRx 监测结果一致。结果表明，使 PRx 和 THx 保持一致的是输入信号中慢振荡的一个函数。这一发现证实了一种直觉观念，即对脑血管反应的充分评估通常取决于慢波振荡的发生和功率。

约 50% 的监测数据由于缺乏足够慢波功率会被排除。然而，即使数据不过滤，这些数

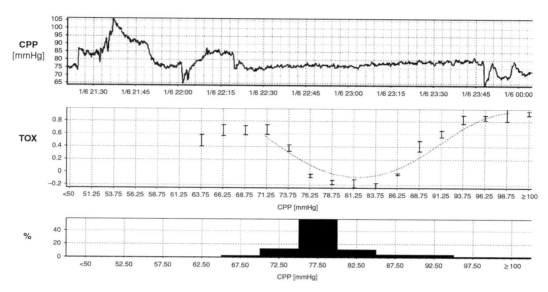

图 7.12　随 CPP 波动的 TOx 分布,可用来评估判定最佳 CPP(与图 7.9 相比)。

据的大约 50%,在使用 THx 进行监测的患者中,也能确定最佳 CPP 和 ABP[77]。临床中,对无法进行 ICP 监测的患者,使用 THx 是寻求最佳 ABP 不错的选择。在最佳 ABP 可进行直接比较的记录中,以 PRx 和 THx 评估的最佳 CPP 的平均偏差为±4.5mmHg 和±4.06mmHg。THx 对那些不适宜行有创 ICP 监测的患者,可用来无创性监测最佳 ABP[79]。

通过 NIRS 无创的方式监测的脑血管反应指数,能弥补单纯临床观察与有创 ICP 监测两者间的不足。临床对 1 例超低体重新生儿的 THx 或 HVx 参数整合的病例报道显示,在颅内血肿发生之前,可使用脑血管动态反应性监测指标来发现可能发生的血管损伤。该病例报道还指出,通过 NIRS 测得的 CBV 指数,如 THx,可能比通过 CBF 测得的指数,如 TOx 或 TOxa,更有说服力,因为血红蛋白饱和度的变化会严重影响 TOx/TOxa 解读。

结论

神经监测的主要目的是提前发现继发性脑损伤的危险因素。脑外伤患者的神经监测方式必须是多模态的。不同的监测方式间相互补充,帮助医生获得脑损伤进展的详细信息并且评估治疗的反应性。对神经重症患者,脑自主调节功能的持续监测是可以做到的。脑损伤患者脑自主调节功能影响患者的预后。对 TBI 患者监测脑血管自主调节功能有利于优化并提出个体化的治疗措施。

已经形成脑血管自主调节功能导向的特定假说,这一新的方法是否能改善患者的发病率和死亡率,还有待证实。

参考文献

1. Budohoski KP, Czosnyka M, Smielewski P, et al. Impairment of cerebral autoregulation predicts delayed cerebral ischemia after subarachnoid hemorrhage: a prospective observational study. *Stroke.* 2012;43(12):3230–3237.
2. Reinhard M, Rutsch S, Lambeck J, et al. Dynamic cerebral autoregulation associates with infarct size and outcome after ischemic stroke. *Acta Neurol Scand.* 2012;125(3):156–162.
3. Hlatky R, Valadka AB, Robertson CS. Intracranial pressure response to induced hypertension: role of dynamic pressure autoregulation. *Neurosurgery.* 2005;57(5):917–923.
4. Sviri GE, Newell DW. Cerebral autoregulation following traumatic brain injury. *The Open Neurosurgery Journal.* 2010;3:6–9.
5. Kalanuria A, Nyquist PA, Armonda RA, et al. Use of Transcranial Doppler (TCD) Ultrasound in the Neurocritical Care Unit. *Neurosurg Clin N Am.* 2013;24(3):441–456.
6. Purkayastha S, Sorond F. Transcranial Doppler ultrasound: technique and application. *Semin Neurol.* 2012;32(4):411–420.
7. Willie CK, Colino FL, Bailey DM, et al. Utility of transcranial Doppler ultrasound for the integrative assessment of cerebrovascular function. *J Neurosci Methods.* 2011;30, 196(2):221–237.
8. Matta BF, Lam AM, Strebel S, et al. Cerebral pressure autoregulation and carbon dioxide reactivity during propofol-induced EEG suppression. *Br J Anaesth.* 1995;74(2):159–163.
9. Sahuquillo J, Amoros S, Santos A, et al. False autoregulation (pseudoautoregulation) in patients with severe head injury. Its importance in CPP management. *Acta Neurochir Suppl.* 2000;76:485–490.
10. Puppo C, Fariña G, López FL, et al. Cerebral CO2 reactivity in severe head injury. A transcranial Doppler study. *Acta Neurochir Suppl.* 2008;102:171–175.
11. Lee JH, Kelly DF, Oertel M, et al. Carbon dioxide reactivity, pressure autoregulation, and metabolic suppression reactivity after head injury: a transcranial Doppler study. *J Neurosurg.* 2001;95(2):222–232.
12. Czosnyka M, Brady K, Reinhard M, et al. Neurocrit Monitoring of cerebrovascular autoregulation: facts, myths, and missing links. Neurocrit Care. 2009;10(3):373–386.
13. Poon WS, Ng SC, Chan MT, et al. Cerebral blood flow (CBF)-directed management of ventilated head-injured patients. *Acta Neurochir Suppl.* 2005;95:9–11.
14. Asgari S, Bergsneider M, Hamilton R, et al. Consistent changes in intracranial pressure waveform morphology induced by acute hypercapnic cerebral vasodilatation. *Neurocrit Care.* 2011;15(1):55–62.
15. Yoshihara M, Bandoh K, Marmarou A. Cerebrovascular carbon dioxide reactivity assessed by intracranial pressure dynamics in severely head injured patients. *J Neurosurg.* 1995;82(3):386–393.
16. Haubrich C, Steiner L, Kim DJ, et al. How does moderate hypocapnia affect cerebral autoregulation in response to changes in perfusion pressure in TBI patients? *Acta Neurochir Suppl.* 2012;114:153–156.
17. Cho S, Fujigaki T, Uchiyama Y, et al. Effects of sevoflurane with and without nitrous oxide on human cerebral circulation. Transcranial Doppler study. *Anesthesiology.* 1996;85(4):755–760.
18. Aaslid R, Lindegaard KF, Sorteberg W, et al. Cerebral autoregulation dynamics in humans. *Stroke.* 1989;20(1):45–52.
19. Tiecks FP, Lam AM, Aaslid R, et al. Comparison of static and dynamic cerebral autoregulation measurements. *Stroke.* 1995;26(6):1014–1019.
20. Fraser CD 3rd, Brady KM, Rhee CJ, et al. The frequency response of cerebral autoregulation. *J Appl Physiol.* 2013;115(1):52–56.
21. Lewis PM, Smielewski P, Rosenfeld JV, et al. Monitoring of the association between cerebral blood flow velocity and intracranial pressure. *Acta Neurochir Suppl.* 2012;114:147–151.
22. Aries MJ, Czosnyka M, Budohoski KP, et al. Continuous monitoring of cerebrovascular reactivity using pulse waveform of intracranial pressure. *Neurocrit Care.* 2012;17(1):67–76.
23. Giller CA. A bedside test for cerebral autoregulation using transcranial Doppler ultrasound. *Acta Neurochir (Wien).* 1991;108:7–14.

24. Czosnyka M, Pickard J, Whitehouse H, et al. The hyperaemic response to a transient reduction in cerebral perfusion pressure: a modelling study. *Acta Neurochir.* 1992;115:90–97.
25. Smielewski P, Czosnyka M, Kirkpatrick P, et al. Assessment of cerebral autoregulation using carotid artery compression. *Stroke.* 1996;27:2197–2203.
26. Smielewski P, Czosnyka M, Kirkpatrick P, et al. Evaluation of the transient hyperemic response test in head-injured patients. *J Neurosurg.* 1997;86(5):773–778.
27. Lam JM, Smielewski P, Czosnyka M, et al. Predicting delayed ischemic deficits after aneurysmal subarachnoid hemorrhage using a transient hyperemicresponse test of cerebral autoregulation. *Neurosurgery.* 2000;47(4):819–825.
28. Rasulo FA, Balestreri M, Matta B. Assessment of cerebral pressure autoregulation. *Curr Opin Anaesthesiol.* 2002;15(5):483–488.
29. Bouma GJ, Muizelaar JP, Bandoh K, et al: Blood pressure and intracranial pressure-volume dynamics in severe head injury: relationship with cerebral blood flow. *J Neurosurg.* 1992;77:15–19.
30. Reinhard M, Wehrle-Wieland E, Grabiak D, et al. Oscillatory cerebral hemodynamics—the macro- vs. microvascular level.*J Neurol Sci.* 2006;250(1–2):103–109.
31. Diehl RR, Linden D, Lucke D, et al. Phase relationship between cerebral blood flow velocity and blood pressure. A clinical test of autoregulation. *Stroke.* 1995;26(10):1801–1804.
32. Diehl RR, Linden D, Lucke D, et al. Spontaneous blood pressure oscillations and cerebral autoregulation. *Clin Auton Res.* 1998;8(1):7–12.
33. Kuo TB, Chern CM, Yang CC, et al.Mechanisms underlying phase lag between systemic arterial blood pressure and cerebral blood flow velocity. *Cerebrovasc Dis.* 2003;16(4):402–409.
34. Reinhard M, Roth M, Muller T, et al. Cerebral autoregulation in carotid artery occlusive disease assessed from spontaneous blood pressure fluctuations by the correlation coefficient index. *Stroke.* 2003;34(9):2138–2144.
35. Fàbregas N, Valero R, Carrero E, et al. Episodic high irrigation pressure during surgical neuroendoscopy may cause intermittent intracranial circulatory insufficiency. *J Neurosurg Anesthesiol.* 2001;13(2):152–157.
36. Fàbregas N, López A, Valero R, et al. Anesthetic management of surgical neuroendoscopies: usefulness of monitoring the pressure inside the neuroendoscope. *J Neurosurg Anesthesiol.* 2000;12(1):21–28.
37. Salvador L, Hurtado P, Valero R, et al. Importance of monitoring neuroendoscopic intracranial pressure during anesthesia for neuroendoscopic surgery: review of 101 cases. *Rev Esp Anestesiol Reanim.* 2009;56(2):75–82.
38. Czosnyka M, Smielewski P, Kirkpatrick P, et al. Monitoring of cerebral autoregulation in head-injured patients. *Stroke.* 1996;27(10):1829–1834.
39. Czosnyka M, Smielewski P, Piechnik S, et al. Cerebral autoregulation following head injury. *J Neurosurg.* 2001;95(5):756–763.
40. Sviri GE, Aaslid R, Douville CM, et al. Time course for autoregulation recovery following severe traumatic brain injury. *J Neurosurg.* 2009;111:695–700.
41. Panerai RB, Kerins V, Fan L, et al. Association between dynamic cerebral autoregulation and mortality in severe head injury. *Br J Neurosurg.* 2004;18:471–479.
42. Steiger HJ, Aaslid R, Stooss R, et al. Transcranial Doppler monitoring in head injury: relations between type of injury, flow velocities, vasoreactivity, and outcome. *Neurosurgery.* 1994;34:79–85.
43. Czosnyka M, Smielewski P, Kirkpatrick P, et al. Continuous assessment of the cerebral vasomotor reactivity in head injury. *Neurosurgery.* 1997;41(1):11–17.
44. Lewis PM, Rosenfeld JV, Diehl RR, et al. Phase shift and correlation coefficient measurement of cerebral autoregulation during deep breathing in traumatic brain injury (TBI). *Acta Neurochir (Wien).* 2008;150(2):139–146.
45. Steiner LA, Coles JP, Johnston AJ, et al. Assessment of cerebrovascular autoregulation in head-injured patients: a validation study. *Stroke.* 2003;34(10):2404–2409.
46. Steiner LA, Coles JP, Czosnyka M, et al. Cerebrovascular pressure reactivity is related to global cerebral oxygen metabolism after head injury. *J Neurol Neurosurg Psychiatry.* 2003;74(6):765–770.
47. Timofeev I, Czosnyka M, Carpenter KL, et al. Interaction between brain chemistry and physiology after traumatic brain injury: impact of autoregulation and microdialysis catheter location.

J Neurotrauma. 2011;28(6):849–860.

48. Piechnik S, Czosnyka M, Smielewski P, et al. Indices for decreased cerebral blood flow control—a modelling study. *Acta Neurochir Suppl.* 1998;71:269–271.

49. Steiner LA, Czosnyka M, Piechnik SK, et al. Continuous monitoring of cerebrovascular pressure reactivity allows determination of optimal cerebral perfusion pressure in patients with traumatic brain injury.*Crit Care Med.* 2002;30(4):733–738.

50. Overgaard J, Tweed WA. Cerebral circulation after head injury. 1. Cerebral blood flow and its regulation after closed head injury with emphasis on clinical correlations. *J Neurosurg.* 1974;41(5): 531–541.

51. Aries MJ, Czosnyka M, Budohoski KP, et al. Continuous determination of optimal cerebral perfusion pressure in traumatic brain injury. *Crit Care Med.* 2012;40(8):2456–2463.

52. Brady KM, Shaffner DH, Lee JK, et al. Continuous monitoring of cerebrovascular pressure reactivity after traumatic brain injury in children. *Pediatrics.* 2009;124(6):e1205–e1212.

53. Oshorov AV, Savin IA, Goriachev AS, et al. The first experience in monitoring the cerebral vascular autoregulation in the acute period of severe brain injury. *Anesteziol Reanimatol.* 2008;(2):61–64.

54. Rao GS, Durga .P Changing trends in monitoring brain ischemia: from intracranial pressure to cerebral oximetry. *Curr Opin Anaesthesiol.* 2011;24(5):487–494.

55. Rosenthal G, Hemphill JC 3rd, Sorani M, et al. Brain tissue oxygen tension is more indicative of oxygen diffusion than oxygen delivery and metabolism in patients with traumatic brain injury. *Crit Care Med.* 2008;36(6):1917–1924.

56. Verweij BH, Amelink GJ, Muizelaar JP. Current concepts of cerebral oxygen transport and energy metabolism after severe traumatic brain injury. *Prog Brain Res.* 2007;161:111–124.

57. Yaseen MA, Srinivasan VJ, Sakadžić S, et al. Microvascular oxygen tension and flow measurements in rodent cerebral cortex during baselineconditions and functional activation. *J Cereb Blood Flow Metab.* 2011;31(4):1051–1063.

58. Haitsma IK, Maas AI: Monitoring cerebral oxygenation in traumatic brain injury. *Prog Brain Res.* 2007;161:207–216.

59. Hlatky R, Valadka AB, Gopinath SP, et al. Brain tissue oxygen tension response to induced hyperoxia reduced in hypoperfused brain. *J Neurosurg.* 2008;108:53–58.

60. van den Brink WA, van Santbrink H, Steyerberg EW, et al. Brain oxygen tension in severe head injury. *Neurosurgery.* 2000;46:868–876.

61. Stiefel MF, Spiotta A, Gracias VH, et al.Reduced mortality rate in patients with severe traumatic brain injury treated with brain tissue oxygen monitoring. *J Neurosurg.* 2005;103(5):805–811.

62. Narotam PK, Morrison JF, Nathoo N. Brain tissue oxygen monitoring in traumatic brain injury and major trauma: outcome analysis of a brain tissue oxygen-directed therapy. *J Neurosurg.* 2009;111(4): 672–682.

63. Lang EW, Czosnyka M, Mehdorn HM. Tissue oxygen reactivity and cerebral autoregulation after severe traumatic brain injury. *Crit Care Med.* 2003;31(1):267–271.

64. Jaeger M, Schuhmann MU, Soehle M, et al. Continuous assessment of cerebrovascular autoregulation after traumatic brain injury using brain tissue oxygen pressure reactivity. *J Crit Care Med.* 2006;34(6):1783–1788.

65. Radolovich DK, Czosnyka M, Timofeev I, et al. Reactivity of brain tissue oxygen to change in cerebral perfusion pressure in head injured patients. *Neurocrit Care.* 2009;10(3):274–279.

66. Jaeger M, Schuhmann MU, Soehle M, et al. Continuous monitoring of cerebrovascular autoregulation after subarachnoid hemorrhage by brain tissue oxygen pressure reactivity and its relation to delayed cerebral infarction. *Stroke.* 2007;38(3):981–986.

67. Jaeger M, Soehle M, Schuhmann MU, et al. Clinical significance of impaired cerebrovascular autoregulation after severe aneurysmal subarachnoid hemorrhage. *Stroke.* 2012; 43(8):2097–2101.

68. Ghosh A, Elwell C, Smith M. Review article: cerebral near-infrared spectroscopy in adults: a work in progress. *Anesth Analg.* 2012;115(6):1373–1383.

69. Murkin JM, Arango M Near-infrared spectroscopy as an index of brain and tissue oxygenation. *Br J Anaesth.* 2009; 103 Suppl 1:i3–i13.

70. Brady KM, Mytar JO, Kibler KK, et al. Noninvasive autoregulation monitoring with and without intracranial pressure in the naive piglet brain. *Anesth Analg.* 2010;111(1):191–195.

71. Steiner LA, Pfister D, Strebel SP, et al. Near-infrared spectroscopy can monitor dynamic cerebral autoregulation in adults. *Neurocrit Care*. 2009;10:122–128.
72. Joshi B, Ono M, Brown C, et al. Predicting the limits of cerebral autoregulation during cardiopulmonary bypass. *Anesth Analg*. 2012;114(3):503–510.
73. Brady K, Joshi B, Zweifel C, et al. Real-time continuous monitoring of cerebral blood flow autoregulation using near-infrared spectroscopy in patients undergoing cardiopulmonary bypass. *Stroke*. 2010;41(9):1951–1956.
74. Ono M, Arnaoutakis GJ, Fine DM, et al. Blood pressure excursions below the cerebral autoregulation threshold during cardiac surgery are associated with acute kidney injury. *Crit Care Med*. 2013;41(2):464–471.
75. Brady KM, Mytar JO, Lee JK, et al. Monitoring cerebral blood flow pressure autoregulation in pediatric patients during cardiac surgery. *Stroke*. 2010;41(9):1957–1962.
76. Lee JK, Kibler KK, Benni PB, et al. Cerebrovascular reactivity measured by near-infrared spectroscopy *Stroke*. 2009;40(5):1820–1826.
77. Diedler J, Zweifel C, Budohoski KP, et al. The limitations of near-infrared spectroscopy to assess cerebrovascular reactivity: the role of slow frequency oscillations. *Anesth Analg*. 2011;113(4): 849–857.
78. Zweifel C, Castellani G, Czosnyka M, et al. Noninvasive monitoring of cerebrovascular reactivity with near infrared spectroscopy in head-injured patients. *J Neurotrauma*. 2010;27(11):1951–1958.
79. Zweifel C, Castellani G, Czosnyka M, et al. Continuous assessment of cerebral autoregulation with near-infrared spectroscopy in adults after subarachnoid hemorrhage. *Stroke*. 2010;41(9):1963–1968.
80. Rhee CJ, Kibler KK, Brady KM, et al. Detection of neurologic injury using vascular reactivity monitoring and glial fibrillary acidicprotein. *Pediatrics*. 2013;131(3):e950–e954.

第 8 章

神经影像

Latisha K. Ali, MD
David S. Liebeskind, MD

简介

在神经系统疾病的诊疗过程中，重点是对中枢或外周病变的定位进行相关临床检查。尤其在面对神经系统急性疾病时，上述检查对指导临床医生急诊救治或手术干预至关重要。重症患者疾病的定位仍面临诸多挑战，因多数重症患者往往意识不清和（或）瘫痪，临床检查往往难以明确诊断定位。

迄今为止，尽管研究有限，但梗死类型、出血进展和血流动力学的连续影像监测对于改善 ICU 患者的预后可能还是至关重要的。神经影像技术对改变 ICU 患者管理模式潜力巨大。多模态 CT 和 MRI 能够快速显示急性出血性和缺血性卒中相关的脑血管和脑实质改变情况（图 8.1 和图 8.2）。ICU 中多模态影像的应用扩大了我们对卒中病理生理学的理解，并且使得从超急性期到慢性期危重患者的监护大为简化。多模态 CT 和 MRI（包括脑血管及缺血半暗带成像）在选择静脉溶栓和（或）血管内治疗中大有裨益。此外，多模态 CT 和 MRI 还可用于评估早期卒中或神经功能恶化的患者是否需要进入 ICU、预测患者预后，以及确定患者的监护频率。

影像学监测，甚至对于没有任何临床特异改变的昏迷患者，已知神经系统疾病或严重脑损伤的患者也极具应用意义。影像学检查可辨别复发脑卒中、脑梗死继发出血、出血进展及其他神经系统损伤。运用先进的影像学方法对急性缺血性卒中进行早期诊断和治疗，也有助于开展二级预防治疗。通过多模态影像可以确定缺血性卒中的机制及潜在亚型，从而及时实施二级预防措施。高级多模态影像也包含可提供组织代谢和脑血管反应相关信息的全新技术，从而辅助判断预后和制订康复计划。

急性脑外伤的评估

缺血性卒中的影像学诊断是临床检查的重要补充，该检查可提供缺血中心灶损伤程

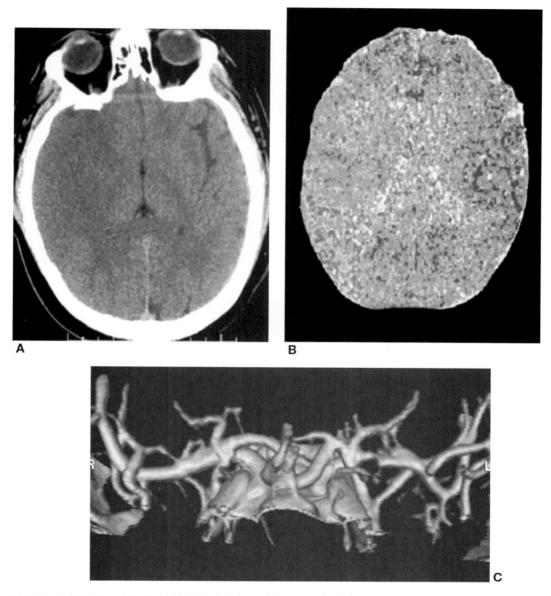

图 8.1 * 　右侧大脑中动脉分布区部分缺血在灌注后导致的急性卒中的多模态 CT 表现，包括 (A)CT 平扫、(B)灌注 CT(CTP)和(C)CT 血管成像(CTA)。

度的详细信息，并提供缺血半暗带周围或潜在损伤区域的潜在治疗靶点。多模态 CT 和 MRI 均可用于卒中的确诊，如 CT 平扫或弥散加权成像(DWI)，可观察记录缺血性改变、血管造影成像显示动脉闭塞(图 8.3 和图 8.4)、CT 灌注成像(CTP)或灌注加权成像(PWI)，也可用于评估血流量减少的程度。

　　CT 平扫可以发现动脉阻塞和急性脑缺血的细微征象，这些征象包括豆状核成像模

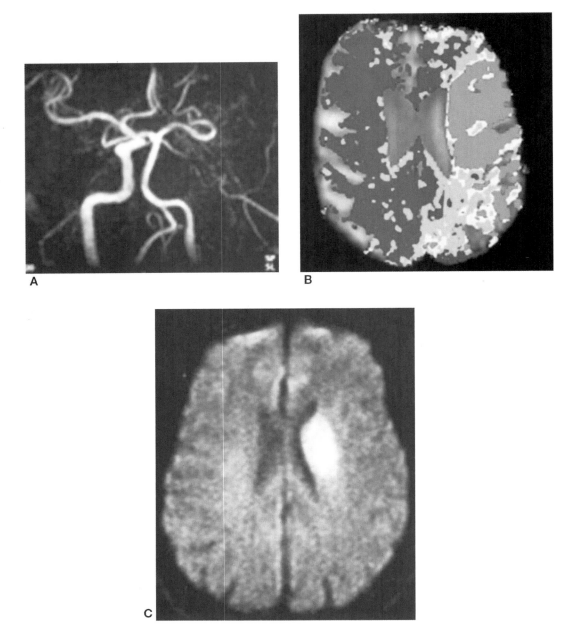

图 8.2°   左侧大脑中动脉闭塞导致的急性卒中的多模态 MRI 表现,包括(A)时间飞跃法 MR 血管成像、(B)弥散张量成像和(C)灌注加权成像(PWI)。

糊、岛带区低密度改变、脑沟消失、皮质低密度改变以及不同程度的高密度血管征[1-4]。重要的是,CT 能够快速可靠地排除颅内出血。缺血脑组织在 CT 平扫上表现为明显的低密度影,这是由于脑水肿相关的水分子聚集所致。这样的典型表现在卒中后 6 小时出现。MRI 序列提供了诸多组织特征性信息。DWI 可以显示出卒中发病几分钟内的缺血改变[5-8]。

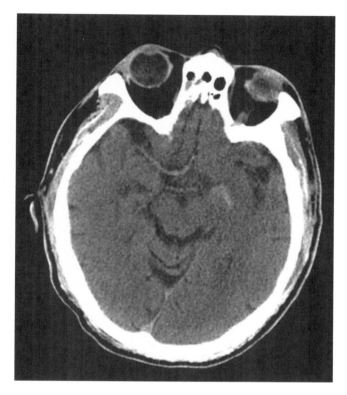

图 8.3　CT 平扫显示右侧大脑中的动脉高密度影,提示闭塞。

尽管 DWI 对缺血改变的特异性超过 90%, 但偏头痛、癫痫以及其他疾病进展也与 DWI 高信号改变相关。在表观分布系数(ADC)图中,通过相应病变区域血流分布的减低,即可确诊脑缺血。

血管影像

CTA 和 MRA

包括 CT 血管成像(CTA)和 CTP 在内的多模态 CT,可用于显示脑血管解剖精细结构。CTA 采用同步注射碘对比造影剂使血管结构显影。源影像或者原始轴位图像中增强的血管结构和 2D 及 3D 重建数据可以快速识别近端堵塞[9-11]。早期血管征象,包括 CT 大脑中动脉高密度影或 MRI 梯度回波序列(GRE)晕状伪影,则可能提示红细胞性栓塞而不是纤维蛋白性栓塞[12]。临床实践中,对于影像学显示的病变位置及程度与神经功能障碍的严重程度不相符[13-15],可以考虑采用临床 CT 和 DWI 来观察。小病灶伴严重神经功能缺损强烈提示存在大面积低灌注区,这些区域的脑组织具有潜在可逆性恢复。

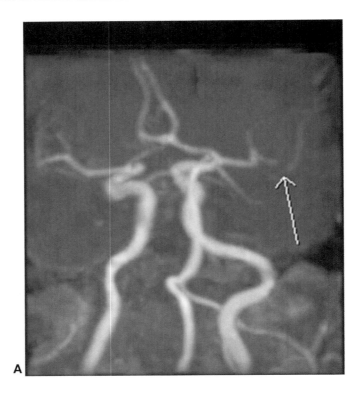

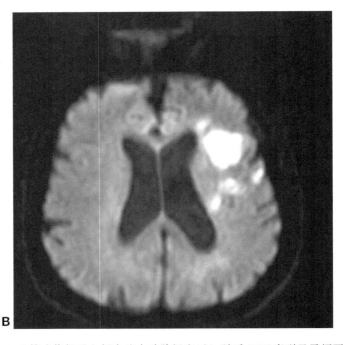

图 8.4　MR 血管成像提示左侧大脑中动脉闭塞(A),随后 DWI 序列显示梗死灶(B)。

灌注影像

CTP 利用碘化剂来追踪流入脑组织的经过标志的动脉血。采集连续影像可以形成对比剂经过脑组织的时间强度曲线。选择动脉输入函数进行反卷积运算，并随后生成每个体素的灌注参数。绘制出灌注图并且获得各种血流动力学灌注参数，包括平均通过时间、脑血容量、脑血流量等。多模态 CT 不仅可以排除出血及显示缺血，也可提供血管解剖和灌注不足的相关信息。

CTP 或者 PWI 的灌注影像通过间接指标来识别能挽救的脑组织。主要通过临床表现与 CT、MRI 及 MRA 上的血管梗死不相匹配来识别病变区域的低灌注表现。动脉自旋标志(ASL)灌注成像不需要外源性对比剂，而是利用近端动脉血流的内源性标志物来评估血流的灌注情况[16,17]。该技术易于重复方便检测血流的变化(图 8.5)。

在所有的灌注影像技术中，对比度差图像混浊、心排血量降低所致的定时误差、缩减采集图像所导致静脉期灌注图像缺失、患者移动，以及血-脑脊液屏障的通透性改变等因素都可能影响检查效果。还有不同的后处理软件导致的结果差异或许是 CT 或 MRI 灌注影像最显著的缺陷。

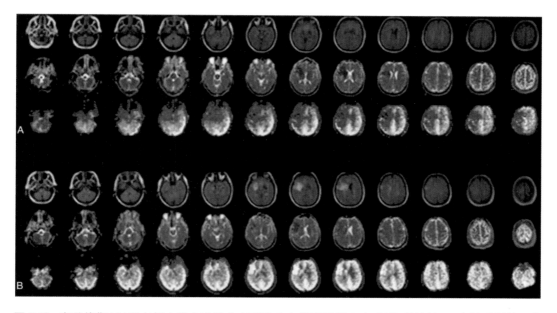

图 8.5* 在基线期(A)和右侧大脑中动脉分布区卒中血管再通后 3 小时(B)的连续 MRI，展示了缺血在 FLAIR 相中的演变(顶行)，ADC 证明缺血损伤(中行)，ASL 灌注影像(底行)提示由低灌注到治疗后的高灌注。

过度灌注

灌注影像可用于识别患者高灌注,故有助于判断脑梗死继发出血风险[18]。溶栓治疗或其他血管成形术治疗后,在 ICU 治疗期间患者可多次复查影像进行评估。多模态 CT 和 MRI 有助于监测不同急性卒中的治疗效果。若为脑缺血,则连续成像有助于显示其动态特性。临床疗效的预测十分困难。动脉再通后,患者的症状可能会缓解或者迅速改善,也有些患者在头低位会有改善,这是因为虽然近端动脉持续梗死,但头低位会增加残余血供或侧支循环灌注(图 8.6)。连续成像可以明确多种导致早期神经功能恶化的原因。梗死面积扩大或出血可通过连续或重复的脑实质影像进行检查,借由无创血管造影可观察血栓再通情况,复查 CTP 或 PWI 可确定血管再灌注情况。

脑内出血的评估

多模态 CT 和 MRI 也有助于对出血性卒中的评估。血肿体积可大致通过测量同一层面的最大长度和宽度,然后与血肿的垂直跨度相乘,再除以 2 计算得到。或者可以采用软件测量体积来提供更精确的血肿量。CTA 点征预示血肿可能继续扩大,CT 和 MRI 上脑水肿改变预示水肿扩张[19,20]。由于血液降解产物的磁敏感效应,GRE MRI 序列可以发现出血性改变。在脑内血肿的检测和特征识别方面,GRE 序列等同于 CT[21-25]。MRI 也能提供关于自发性脑实质出血病因的信息,如血管性病变或肿瘤。GRE 图像序列上存在无症状陈旧出血及类型,有助于确定高血压性脑出血或脑血管淀粉样病变相关出血的诊断(图 8.8)。

多模态影像在急性脑卒中的应用也影响了患者后续阶段的临床管理。急性期治疗的主要目的是通过溶栓或取栓来逆转血管闭塞。在脑内出血患者中,降血压治疗可降低血肿扩大风险。

通常根据影像学的表现来确定亚急性卒中是否需要血流动力学干预。在亚急性期,往往通过影像学检查可检测到继发并发症(图 8.9)。例如,在随访中,经常发现患者存在继发出血。这些信息有助于制订次级治疗策略,如选择抗高血压和抗血栓治疗的时机。因此,早期影像学检查很大程度上决定了亚急性期与后期治疗管理的重点考量因素。

连续影像学检查

脑内出血连续影像学检查通常根据临床表现的变化决定。当考虑血肿增大或存在占位效应时,复查 CT 是神经重症监护病房中的常规处置(图 8.10)。有时,此类患者需要进行亚急性外科手术干预。由于小脑出血而产生占位效应,外科减压手术可选择在亚急性期进行。术后可以采用影像学随访来发现或排除潜在可能的血管病变。例如,对年轻的脑叶出血患者,有必要行影像学随访来显示原先被周围出血遮盖的潜在血管病变。

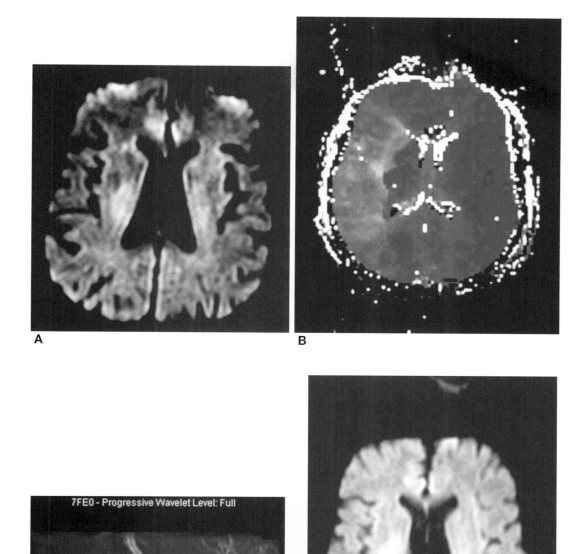

图 8.6 DWI(A)提示深部白质的近期的缺血改变。PWI(B)展示了右侧整个大脑中动脉区域的不匹配图像。MR 血管成像(C)显示了右侧 M1 段的突发闭塞。患者的临床表现迅速改善,可能与头低位有关。给予患者支持治疗,3 小时后,复查 MRI 未见新发病灶,DWI 序列显示病变较前改善(D)。

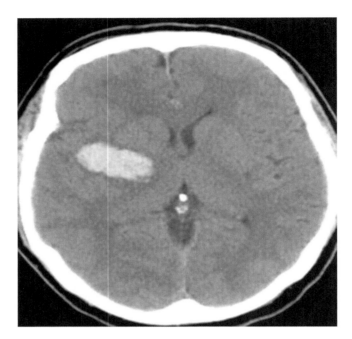

图 8.7 右侧壳核自发性脑出血的 CT 平扫。

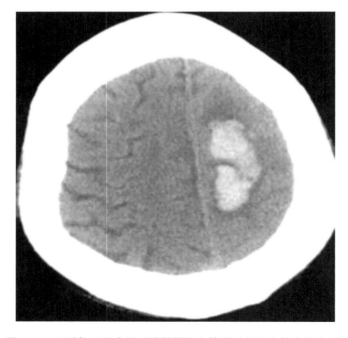

图 8.8 CT 平扫显示皮层下淀粉样脑血管病引起的右侧半球出血。

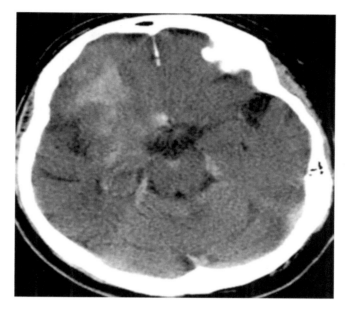

图 8.9　头颅 CT 平扫提示右额叶梗死在血管内治疗再通后的继发出血。

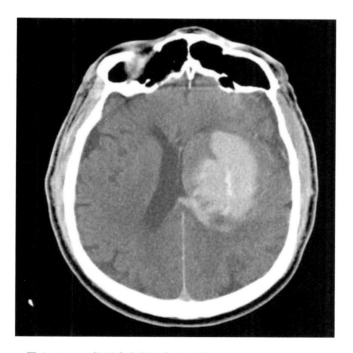

图 8.10　CT 提示自发性左侧基底节出血后出现的斑点征。

颅内出血后的抗血栓形成治疗策略也可能受到亚急性期间影像学表现的影响。尽管目前主张在出血性卒中的早期阶段避免使用抗血栓形成药物,但是这样的患者最终大都需要抗血栓形成治疗。高血压脑出血后,个体再次发生缺血事件风险极高,急性期的影像可能会发现并发的小血管缺血性疾病或大血管动脉粥样硬化,这些都需要进行抗血栓治疗。在多模态影像出现之前,大多数出血患者都使用 CT 平扫进行评估,这只能提供极其有限的缺血相关病理学信息。应用 CTA 或 MRI/MR 血管成像,则可以提供更多与整体卒中风险有关的重要信息。

虽然多数研究和近期卒中神经影像学的发展主要专注于超急性或急性期的改变,但是技术的进步也在一定程度上改变了亚急性期及后续阶段的卒中治疗理念。亚急性期的早期为一动态阶段,在此阶段内由于局部缺血和治疗后的急性改变而导致了许多病理生理变化,与此同时也提供了治疗干预的机会。连续影像学检查可以显示缺血的进展、之前未受影响脑区内的复发性卒中,或少数情况下能够显示最初病变的消退,如 DWI 影像学结果的逆转与溶栓成功或自发性血管再通密切相关。在此期间,也可能会观察到急性治疗的不良反应,如溶栓治疗引起缺血性梗死灶的继发出血。

在亚急性期早期,缺血区域会产生细胞毒性和血管性水肿。进行性的水肿可能加剧邻近区域损伤,有时会导致脑疝。尽管缺血性卒中后的脑水肿可以通过使用甘露醇、过度通气或去骨瓣减压等多种干预方法来降低颅内压,但尚无确定性的神经影像学指标可供指导操作。

广泛的缺血再灌注或溶栓治疗所致的继发出血可在亚急性期出现。在静脉注射 tPA 24 小时后,常规进行 CT 平扫来监测是否继发出血。临床上进行任何干预或操作之后 24 小时,都应该获得干预后的影像,如 CT 或 GRE 图像,因为任何出血征象都可能影响后期的抗血栓治疗策略。在一些医学中心中,除了 24 小时后行 CT 复查,在急性干预几天后会应用多模态 CT 或 MRI 进行影像学随访扫描。这些宝贵的影像学信息可以促使早期的连续影像学检查成为临床常规的一部分。连续扫描图像也表明,在少数患者中,再通血管可能会重新堵塞,而闭塞的血管可也能会自发再通。这些信息可能会对后续长期护理产生重大影响。例如,颈动脉夹层患者在随访中发现血管完全闭塞,则其已不需抗凝治疗。相反,由于动脉粥样硬化疾病引起的颈动脉闭塞可能随后再通,此时则需积极治疗潜在的斑块。

在急性期内获得的最初影像资料可迅速确定短暂性脑缺血发作(TIA)或卒中的潜在病因。应用超声、CT、MRI 或血管成像,不仅能够提供有关卒中病因学的信息,还提示了缺血性和出血性卒中的整体风险。不同的影像学技术可提示亚急性颈动脉狭窄是否需要进行干预治疗,如颈动脉内膜切除术或支架置入术。早期的 GRE 提示,散在的微出血点可能表明存在高血压病或 CAA(脑淀粉样变性血管病)。位置较深的微出血可能表明高血压后遗症,而脑叶或更多弥散性病变,则可能提示 CAA。GRE 提示,出现与 CAA 相关的散在微出血点,则应当避免抗凝治疗,从而减少颅内出血的风险。

创伤性脑损伤

创伤性脑损伤(TBI)是导致死亡和永久性残疾的主要原因之一。它被称为"沉默的流行病",因为其危害常常被忽视,故鲜见报道。

美国疾病预防控制中心(CDC)估计,美国每年有 170 万人发生 TBI,每年的医疗费用超过 600 亿美元[26-28]。

影像学不仅有助于识别大脑的急性损伤,还可作为监测手段明确继发性损伤,如脑疝、脑水肿、脑积水和出血,并连续监测观察病变进展。影像学还可指导康复治疗,并判断慢性 TBI 患者后遗症的预后和诊治策略[29]。

并不是每个颅脑创伤的患者都需要进行神经影像检查,选择患者的范围目前仍存在争论。必须确定哪些患者可能受益[30-33],因为 Nagy[34]等报道,轻微头部损伤患者中不足 10%患者在 CT 上有阳性结果,少于 1%需要神经外科手术[35]。区分和定义严重和轻微的头部创伤较为困难。目前有一些指标用于辅助区分病变程度以帮助减少差异化,如加拿大头脑 CT 规则和新奥尔良标准[36-44]。若患者的格拉斯哥昏迷量表[45]评分较低并出现一些临床特征性变化,如意识丧失或意识水平改变、遗忘、局灶性神经功能损伤、呕吐、头痛、癫痫发作、颅骨损伤或骨折、乙醇或药物中毒、年龄>60 岁或婴儿,则通常建议进行神经影像学检查[35,36,46-56]。

对大多数急性病例,CT 是用于确定脑内出血的首选方法[30,31,57,58]。它具有方便易行、性价比突出、成像时间短等优点,尤其是可获得插管或躁动患者的影像[29]。CT 能轻松区分轴外出血(硬膜外、硬膜下、蛛网膜下隙出血和脑室内出血)和轴内出血(脑实质内血肿、挫伤和剪切伤)[57]。CT 的局限性包括射束硬化所致的伪影、骨骼和金属附近的信号畸变、可能遗漏小的出血灶、图像病变可能滞后于组织损伤或低估脑组织损伤的程度[29,59-61]。

MRI 对 TBI 的诊断比较敏感,对亚急性与慢性期患者的评估效果优于 CT。MRI 可用于发现脑干病变、轴索损伤、挫伤和微小神经元损伤[62,63]。MRI 能检查出 10%~20%CT 遗漏掉的脑损伤[57,63-65]。

出血或脑水肿都会导致占位效应,从而压迫血管结构最终导致缺血和梗死,或压迫脑组织导致脑疝。影像学检查在评估此类患者时十分必要,因病情变化快,所以有必要重复进行神经影像学检查。

脑挫伤是大脑表面存在的散在出血区域,通常沿着额叶和颞叶的底面及极点分布。在脑钝性伤以及减速或加速伤所致的冲击-对冲伤患者中,超过 40%的患者可能发生脑组织挫伤[66]。在 CT 平扫(图 8.11)中,如果不存在出血,则图像显示为低密度;若存在出血,则显示为高密度或混杂密度。急性期内 CT 较 MRI 更敏感,因为 MRI 上血块信号与脑实质信号无法区分。发病几小时后,挫伤区域的血红蛋白脱氧成为脱氧血红蛋白,此时,在 T1 加权 MRI 上仍然显示不清,但红细胞和纤维蛋白的聚集会在 T2 加权图像上呈现为低信号。随后几天,随着挫伤液化,脱氧血红蛋白氧化为强顺磁性的高铁血红蛋白,挫

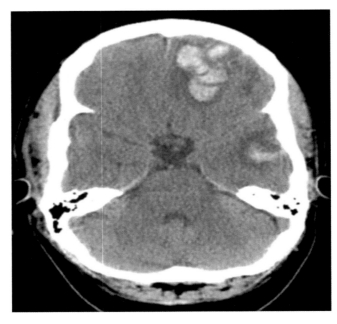

图 8.11 头颅 CT 平扫提示左侧额叶和颞叶挫伤。

伤组织在 MRI 上愈发清晰可见(图 8.12[29,67,68])。

在头部创伤患者中,硬膜下血肿(图 8.13)的发病率为 10%~20%,并且死亡率较高[69]。在亚急性期,CT 中硬膜下血肿与正常脑实质密度相当,因此,这时的 MRI 检测较 CT 更加有效[70]。

蛛网膜下隙出血(SAH;图 8.14)是因各种病理原因造成的蛛网膜下隙内的血液聚积,创伤是最常见的 SAH 原因。创伤性 SAH 必须与囊性动脉瘤或动静脉畸形破裂相鉴别,因后两者的诊治策略差异巨大。紧急对出血点控制止血至关重要,因为 10%~15%的患者在到达医院之前已死亡,而出血后第一周的死亡率仍高达 40%[71-74]。由于急性 SAH血液血细胞比容低、脱氧血红蛋白也较低,在 MRI 的 T1 和 T2 加权自旋回波图像上出血与脑实质信号类似,因此,CT 在检测急性 SAH 方面优于传统的 MRI 序列。然而,FLAIR序列(图 8.15)能够发现 CT 和传统 MRI 错漏的小范围急性或亚急性 SAH[29,70,75,76]。

硬膜外血肿(EDH;图 8.16)发生率为 1%~4%,并不很常见。当患者的 EDH 出血量小于30ml、厚度小于 15mm、中线偏移小于 5mm、无局灶性神经功能缺损且 GCS 大于 8[75-79],通常建议保守治疗。

骨折需要重点辨识,手术修复取决于骨折部位、大小或骨折类型。颅骨平片可能会发现骨折,但建议行 CT 进行骨折评估。骨折累及鼻旁窦、乳突气室或颅骨完全断裂,有可能令空气进入颅腔。空气在 CT 上表现为低密度影,而 MRI 上则表现为信号缺失。如果颅内持续积气,则可能出现脑脊液漏。建议颅底骨折患者复查 CT 以排除气颅[80,81]。

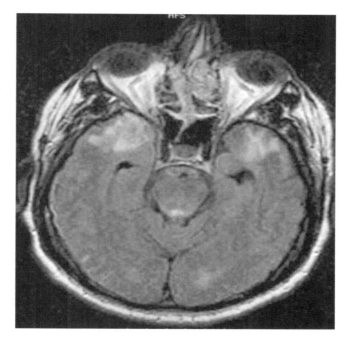

图 8.12 MRI 压水像提示双侧亚急性颞叶挫伤。

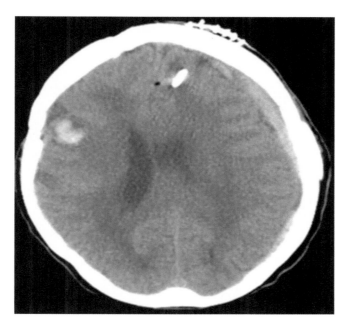

图 8.13 头颅 CT 平扫提示左半球急性硬膜下出血。

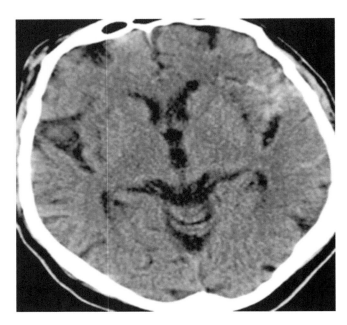

图 8.14 头颅 CT 平扫显示左侧创伤性蛛网膜下隙出血位于左侧侧裂并覆盖皮层表面。

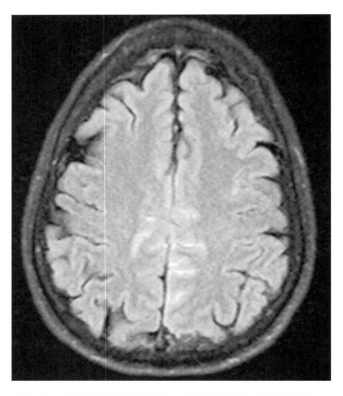

图 8.15 MRI FLAIR 序列提示中线区创伤性蛛网膜下隙出血。

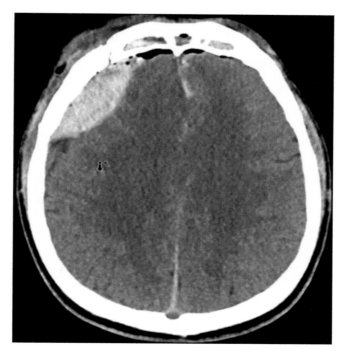

图 8.16　头颅 CT 平扫提示右额部创伤性硬膜外出血合并无移位性颅骨骨折。

血管损伤

创伤可能引起动静脉瘘、血管撕裂或动脉瘤。血管造影是诊断血管病变的黄金标准，但 MRI、MR 血管成像和 CTA（图 8.17）等无创检查也很重要，因其能够提供相关动脉血管壁的额外信息和病变周围脑实质情况[82-84]。影像学检查有助于明晰解剖结构，指导手术入路[29,85,86]。

创伤性脑损伤的慢性期诊治

通过识别慢性或迟发性出血等晚期并发症，影像学可以指导 TBI 慢性期的诊治。影像学有助于指导康复、了解预后及可能的功能恢复情况。近半数闭合性颅脑损伤患者会发生弥散性轴索损伤（DAI），这是由机动车发生事故时紧急减速所产生的剪切力造成的[64]。DAI 可导致严重神经功能障碍，损伤病灶的数量多少与较差的临床预后直接相关。CT 可用于观察出血性损伤，但 MRI 对于检测神经元损伤更敏感，弥散张量成像也同样适用于检查此类损伤[87-90]。

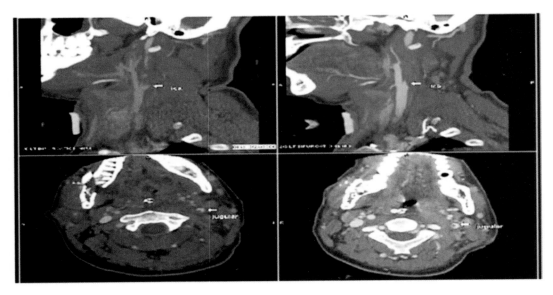

图 8.17 CTA 图像提示颈部穿透性枪伤后出现血管夹层导致左侧颈动脉分叉处至远端闭塞。

成像方式的探索

弥散张量影像

扩散张量影像(DTI)是一种使用 6 个或更多个各向同性扩散加权图像描述白质中轴突微结构的技术。白质纤维示踪技术是应用于 DTI 的后期处理技术,能够进行白质纤维束的数学重建。DTI 白质纤维示踪技术在症状出现后 12 小时内(急性–亚急性)即可使用,它主要检测锥体束的完整性,这是因为白质完整性的破坏程度与运动功能的不良预后有密切相关[91,92]。DTI 仍处于影像学研究阶段,但该方法有可能成为提示功能预后的指标,并可能成为急性缺血性卒中时的缺血指标。

静息态功能 MRI 影像

静息态功能 MRI 可用于评估脑组织活性和恢复潜力。Golestani 等分析了急性卒中患者在急性期和发病 90 天后的静息态 MRI,结果发现存在运动功能症状的患者,大脑半球间的纤维连接受损,而对于运动功能恢复的患者,大脑半球间重新建立了纤维连接[93]。静息态 MRI 目前仍处于研究阶段,但未来这种技术可以用于预测患者预后或指导功能治疗。

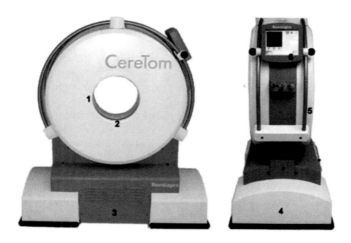

图 8.18　可移动的 CT 机。

可移动神经影像

为了连续采集影像而对 ICU 的患者进行转运往往涉及诸多物流和安全问题[94-97]。转运可能造成肺功能受损、颅内生理紊乱、加重预后不良等影响[96,97]。Peace 等证实,可移动 CT 扫描对颅内压、脑灌注压或脑组织氧分压几乎没有影响。因此,可移动 CT 机(图 8.18)可能有助于降低 ICU 患者继发性脑损伤的风险[94,96,97]。

参考文献

1. Patel SC, et al. Lack of clinical significance of early ischemic changes on computed tomography in acute stroke. *JAMA*.2001;286(22):2830–2838.
2. Kalafut MA, et al. Detection of early CT signs of >1/3 middle cerebral artery infarctions: interrater reliability and sensitivity of CT interpretation by physicians involved in acute stroke care. *Stroke.* 2000;31(7):1667–1671.
3. Tomsick TA, et al. Hyperdense middle cerebral artery: incidence and quantitative significance. *Neuroradiology.* 1989;31(4):312–315.
4. von Kummer R, et al. Sensitivity and prognostic value of early CT in occlusion of the middle cerebral artery trunk. *AJNR Am J Neuroradiol.* 1994;15(1):9–15; discussion 16–18.
5. Warach S, et al. Time course of diffusion imaging abnormalities in human stroke. *Stroke.* 1996; 27(7):1254–1256.
6. Warach S, Dashe JF, and Edelman RR, Clinical outcome in ischemic stroke predicted by early diffusion-weighted and perfusion magnetic resonance imaging: a preliminary analysis. *J Cereb Blood Flow Metab.* 1996;16(1):53–59.
7. Warach S., Boska M, and Welch KM, Pitfalls and potential of clinical diffusion-weighted MR imaging in acute stroke. *Stroke.* 1997;28(3):481–482.
8. Baird AE, et al. Enlargement of human cerebral ischemic lesion volumes measured by diffusion-weighted magnetic resonance imaging. *Ann Neurol.* 1997;41(5):581–589.
9. Knauth M, et al. Potential of CT angiography in acute ischemic stroke. *AJNR Am J Neuroradiol.*

1997;18(6):1001–1010.

10. Verro P, et al. CT angiography in acute ischemic stroke: preliminary results. *Stroke.* 2002;33(1): 276–278.

11. Verro P, et al. Clinical application of CT angiography in acute ischemic stroke. *Clin Neurol Neurosurg.* 2007;109(2):138–145.

12. Liebeskind DS, et al. CT and MRI early vessel signs reflect clot composition in acute stroke. *Stroke.* 2011;42(5):1237–1243.

13. Choi JY, et al. Does clinical-CT 'mismatch' predict early response to treatment with recombinant tissue plasminogen activator? *Cerebrovasc Dis.* 2006;22(5–6):384–388.

14. Rodriguez-Yanez M, et al. Early biomarkers of clinical-diffusion mismatch in acute ischemic stroke. *Stroke.* 2011;42(10):2813–2818.

15. Davalos A, et al. The clinical-DWI mismatch: a new diagnostic approach to the brain tissue at risk of infarction. *Neurology.* 2004;62(12):2187–2192.

16. Zaharchuk G, et al. Arterial spin labeling imaging findings in transient ischemic attack patients: comparison with diffusion- and bolus perfusion-weighted imaging. *Cerebrovasc Dis.* 2012;34(3): 221–228.

17. Zaharchuk G. Arterial spin label imaging of acute ischemic stroke and transient ischemic attack. *Neuroimaging Clin N Am.* 2011;21(2):285–301, x.

18. Kidwell CS, et al. Diffusion-perfusion MRI characterization of post-recanalization hyperperfusion in humans. *Neurology.* 2001;57(11):2015–2021.

19. Demchuk AM, et al. Prediction of haematoma growth and outcome in patients with intracerebral haemorrhage using the CT-angiography spot sign (PREDICT): a prospective observational study. *Lancet Neurol,* 2012;11(4):307–314.

20. Chakraborty S, et al. Dynamic nature of the CT angiographic "spot sign". *Br J Radiol.* 2010;83(994): e216-219.

21. Kidwell CS, et al. Comparison of MRI and CT for detection of acute intracerebral hemorrhage. *JAMA.* 2004;292(15):1823–1830.

22. Fiebach JB., Steiner T, and Neumann-Haefelin T, [Neuroimaging evaluation of intracerebral hemorrhage]. *Nervenarzt.* 2009;80(2):205–213; quiz 214.

23. Fiebach JB et al. CT and diffusion-weighted MR imaging in randomized order: diffusion-weighted imaging results in higher accuracy and lower interrater variability in the diagnosis of hyperacute ischemic stroke. *Stroke.* 2002;33(9):2206–2210.

24. Fiebach JB, et al. Stroke magnetic resonance imaging is accurate in hyperacute intracerebral hemorrhage: a multicenter study on the validity of stroke imaging. *Stroke.* 2004;35(2):502–506.

25. Fiebach J, et al. Comparison of CT with diffusion-weighted MRI in patients with hyperacute stroke. *Neuroradiology.* 2001;43(8):628–632.

26. Centers for Disease Control and Prevention. CDC grand rounds: reducing severe traumatic brain injury in the United States. *MMWR Morb Mortal Wkly Rep.* 2013;62(27):549–552.

27. Coronado VG, et al. The CDC traumatic brain injury surveillance system: characteristics of persons aged 65 years and older hospitalized with a TBI. *J Head Trauma Rehabil.* 2005;20(3):215–228.

28. Langlois JA and Smith RW., Traumatic brain injury in the United States: research and programs of the Centers for Disease Control and Prevention (CDC). *J Head Trauma Rehabil.* 2005;20(3): 187-188.

29. Lee B and Newberg A. Neuroimaging in traumatic brain imaging. *NeuroRx.* 2005;2(2):372–383.

30. Miller EC, Derlet, RW, and Kinsert D. Minor head trauma: Is computed tomography always necessary? *Ann Emerg Med.* 1996;27(3):290–294.

31. Miller EC, Holmes JF, and Derlet RW. Utilizing clinical factors to reduce head CT scan ordering for minor head trauma patients. *J Emerg Med.* 1997;15(4):453–457.

32. Reinus WR, Erickson, KK, and Wippold FJ II. Unenhanced emergency cranial CT: optimizing patient selection with univariate and multivariate analyses. *Radiology.* 1993;186(3):763–768.

33. Reinus WR, et al. Emergency imaging of patients with resolved neurologic deficits: value of immediate cranial CT. *AJR Am J Roentgenol.* 1994;163(3):667–670.

34. Nagy KK, et al. The utility of head computed tomography after minimal head injury. *J Trauma.* 1999;46(2):268–270.

35. Jeret JS, et al. Clinical predictors of abnormality disclosed by computed tomography after mild head trauma. *Neurosurgery*. 1993;32(1):9–15; discussion 15–16.
36. Haydel MJ, et al. Indications for computed tomography in patients with minor head injury. *N Engl J Med*. 2000;343(2):100–105.
37. Stiell IG, et al. A prospective cluster-randomized trial to implement the Canadian CT Head Rule in emergency departments. *CMAJ*. 2010;182(14):1527–1532.
38. Stiell IG, et al. Comparison of the Canadian CT Head Rule and the New Orleans Criteria in patients with minor head injury. *JAMA*. 2005;294(12):1511–1518.
39. Stiell IG, et al. Indications for computed tomography after minor head injury. Canadian CT Head and Cervical-Spine Study Group. *N Engl J Med*. 2000;343(21):1570–1571.
40. Stiell IG, et al. Canadian CT head rule study for patients with minor head injury: methodology for phase II (validation and economic analysis). *Ann Emerg Med*; 2001;38(3):317–322.
41. Stiell IG, et al. The Canadian CT Head Rule Study for patients with minor head injury: rationale, objectives, and methodology for phase I (derivation). *Ann Emerg Med*. 2001;38(2):160–169.
42. Stiell IG, et al. The Canadian CT Head Rule for patients with minor head injury. *Lancet*. 2001; 357(9266):1391–1396.
43. De Kruijk JR., Twijnstra A, and Leffers P. Diagnostic criteria and differential diagnosis of mild traumatic brain injury. *Brain Inj*. 2001;15(2):99–106.
44. Mena JH, et al. Effect of the modified Glasgow Coma Scale score criteria for mild traumatic brain injury on mortality prediction: comparing classic and modified Glasgow Coma Scale score model scores of 13. *J Trauma*. 2011;71(5):1185–1192; discussion 1193.
45. Ingebrigtsen T, et al. Scandinavian guidelines for management of minimal, mild and moderate head injuries]. *Tidsskr Nor Laegeforen*. 2000;120(17):1985–1990.
46. Ingebrigtsen T, et al. Mild head injury. *J Neurosurg*. 2005;102(1):184; author reply 185.
47. Ingebrigtsen T and Romner B. Should brain injury markers replace CT in mild head injury?. *Tidsskr Nor Laegeforen*. 2012;132(17):1948–1949.
48. Ingebrigtsen T and Romner B. Routine early CT-scan is cost saving after minor head injury. *Acta Neurol Scand*. 1996;93(2–3):207–210.
49. Ingebrigtsen T, Romner B, and Trumpy JH. Management of minor head injury: the value of early computed tomography and serum protein S-100 measurements. *J Clin Neurosci*. 1997;4(1):29–33.
50. Schunk JE and Schutzman SA. Pediatric head injury. *Pediatr Rev*. 2012;33(9):398–410; quiz 410–411.
51. Moran SG, et al. Predictors of positive CT scans in the trauma patient with minor head injury. *Am Surg*. 1994;60(7):533–535; discussion 535–536.
52. Duus BR, et al. Prognostic signs in the evaluation of patients with minor head injury. *Br J Surg*. 1993; 80(8):988–991.
53. Duus BR, et al. The role of neuroimaging in the initial management of patients with minor head injury. *Ann Emerg Med*. 1994;23(6):1279–1283.
54. Haydel MJ. Clinical decision instruments for CT scanning in minor head injury. *JAMA*, 2005; 294(12):1551–1553.
55. Kraus JF, et al. Incidence, severity, and external causes of pediatric brain injury. *Am J Dis Child*. 1986;140(7):687–693.
56. Schonfeld D, et al. Pediatric Emergency Care Applied Research Network head injury clinical prediction rules are reliable in practice. *Arch Dis Child*. 2014;99(5):427–431.
57. Yealy DM and Hogan DE. Imaging after head trauma. Who needs what? *Emerg Med Clin North Am*. 1991;9(4):707–717.
58. Jones TR, et al. Single- versus multi-detector row CT of the brain: quality assessment. *Radiology*. 2001;219(3):750–755.
59. Lee H, et al. Focal lesions in acute mild traumatic brain injury and neurocognitive outcome: CT versus 3T MRI. *J Neurotrauma*. 2008;25(9):1049–1056.
60. Servadei F, et al. CT prognostic factors in acute subdural haematomas: the value of the 'worst' CT scan. *Br J Neurosurg*. 2000;14(2):110–116.
61. Figg RE, Burry, TS, and Vander Kolk WE.Clinical efficacy of serial computed tomographic scanning in severe closed head injury patients. *J Trauma*. 2003;55(6):1061–1064.
62. Levin HS, et al. Magnetic resonance imaging and computerized tomography in relation to the neu-

robehavioral sequelae of mild and moderate head injuries. *J Neurosurg.* 1987;66(5):706–713.

63. Ogawa T, et al. Comparative study of magnetic resonance and CT scan imaging in cases of severe head injury. *Acta Neurochir Suppl (Wien).* 1992;55:8–10.

64. Mittl RL, et al. Prevalence of MR evidence of diffuse axonal injury in patients with mild head injury and normal head CT findings. *AJNR Am J Neuroradiol.* 1994;15(8):1583–1589.

65. Doezema D, et al. Magnetic resonance imaging in minor head injury. *Ann Emerg Med.* 1991; 20(12):1281–1285.

66. Bruns J Jr and Hauser, WA. The epidemiology of traumatic brain injury: a review. *Epilepsia.* 2003; 44 Suppl 10, 2–10.

67. Bradley WG Jr. MR appearance of hemorrhage in the brain. *Radiology.* 1993;189(1):15–26.

68. Quencer RM and Bradley WG.MR imaging of the brain: what constitutes the minimum acceptable capability? *AJNR Am J Neuroradiol.* 2001;22(8):1449–1450.

69. Gutman MB, et al. Risk factors predicting operable intracranial hematomas in head injury. *J Neurosurg.* 1992;77(1):9–14.

70. Bakshi R, et al. Fluid-attenuated inversion-recovery MR imaging in acute and subacute cerebral intraventricular hemorrhage. *AJNR Am J Neuroradiol.* 1999;20(4):629–636.

71. Connolly ES Jr., et al. Guidelines for the management of aneurysmal subarachnoid hemorrhage: a guideline for healthcare professionals from the American Heart Association/American Stroke Association. *Stroke.* 2012;43(6):1711–17137.

72. Naval NS, et al. Improved aneurysmal subarachnoid hemorrhage outcomes: a comparison of 2 decades at an academic center. *J Crit Care.* 2013;28(2):182–188.

73. Naval NS, et al. Impact of pattern of admission on outcomes after aneurysmal subarachnoid hemorrhage. *J Crit Care.* 2012;27(5):e1–e7.

74. Naval NS, et al. Controversies in the management of aneurysmal subarachnoid hemorrhage. *Crit Care Med.* 2006;34(2):511–524.

75. Ashikaga R. [Clinical utility of MR FLAIR imaging for head injuries]. *Nihon Igaku Hoshasen Gakkai Zasshi.* 1996;56(14):1045–1049.

76. Ashikaga R, Araki Y, and Ishida O, MRI of head injury using FLAIR. *Neuroradiology.* 1997;39(4):239–242.

77. Bullock MR, et al. Surgical management of acute epidural hematomas. *Neurosurgery.* 2006; 58(3 Suppl):S7–15; discussion Si–Siv.

78. Offner PJ, Pham, B, and Hawkes A., Nonoperative management of acute epidural hematomas: a "no-brainer". *Am J Surg.* 2006; 92(6):801–805.

79. Chen TY, et al. The expectant treatment of "asymptomatic" supratentorial epidural hematomas. *Neurosurgery.* 1993;32(2):176–179; discussion 179.

80. Gruen P. Surgical management of head trauma. *Neuroimaging Clin N Am.* 2002;12(2):339-343.

81. Zee CS, et al. Imaging of sequelae of head trauma. *Neuroimaging Clin N Am.* 2002;12(2):325–338, ix.

82. Sa de Camargo EC and Koroshetz WJ, Neuroimaging of ischemia and infarction. *NeuroRx.* 2005; 2(2):265–276.

83. Biffl WL and Moore EE. Identifying the asymptomatic patient with blunt carotid arterial injury. *J Trauma.* 1999;47(6):1163–1164.

84. Rogers FB, et al. Computed tomographic angiography as a screening modality for blunt cervical arterial injuries: preliminary results. *J Trauma.* 1999;46(3):380–385.

85. Guyot LL, Kazmierczak CD, and Diaz FG. Vascular injury in neurotrauma. *Neurol Res.* 2001; 23(2–3):291–296.

86. Wellwood J, Alcantara A, and Michael DB, Neurotrauma: the role of CT angiogram. *Neurol Res.* 2002;24 Suppl 1:S13–S16.

87. Luccichenti G, et al. 3 Tesla is twice as sensitive as 1.5 Tesla magnetic resonance imaging in the assessment of diffuse axonal injury in traumatic brain injury patients. *Funct Neurol.* 2010;25(2): 109–114.

88. Topal NB, et al. MR imaging in the detection of diffuse axonal injury with mild traumatic brain injury. *Neurol Res.* 2008;30(9):974–978.

89. Inglese M, et al. Diffuse axonal injury in mild traumatic brain injury: a diffusion tensor imaging study. *J Neurosurg.* 2005;103(2):298–303.

90. McGowan JC, et al. Diffuse axonal pathology detected with magnetization transfer imaging following brain injury in the pig. *Magn Reson Med.* 1999;41(4):727–733.

91. Puig J, et al. Wallerian degeneration in the corticospinal tract evaluated by diffusion tensor imaging correlates with motor deficit 30 days after middle cerebral artery ischemic stroke. *AJNR Am J Neuroradiol.* 2010;31(7):1324–1330.

92. Puig J, et al. Acute damage to the posterior limb of the internal capsule on diffusion tensor tractography as an early imaging predictor of motor outcome after stroke. *AJNR Am J Neuroradiol.* 2011; 32(5):857–863.

93. Golestani AM, et al. Longitudinal evaluation of resting-state FMRI after acute stroke with hemiparesis. *Neurorehabil Neural Repair.* 2013;27(2):153–163.

94. Andrews PJ, et al. Secondary insults during intrahospital transport of head-injured patients. *Lancet.* 1990;335(8685):327–330.

95. Bercault N, et al. Intrahospital transport of critically ill ventilated patients: a risk factor for ventilator-associated pneumonia—a matched cohort study. *Crit Care Med.* 2005;33(11):2471–2478.

96. Peace K, et al. The use of a portable head CT scanner in the intensive care unit. J *Neurosci Nurs.* 2010;42(2):109–116.

97. Peace K, et al. Portable head CT scan and its effect on intracranial pressure, cerebral perfusion pressure, and brain oxygen. *J Neurosurg.* 2011;114(5):1479–1484.

第 9 章

诱发电位在神经重症监护中的应用

Wei Xiong, MD

Matthew Eccher, MD, MSPH

Romergryko Geocadin, MD

简介

诱发电位在 NICU 中是一种可靠而翔实的监测和评估方法。诱发电位用于测试患者大脑内外神经传导是否中断。其应用范围从外周感觉通路的躯体感觉诱发电位到运动传出通路的运动诱发电位。感觉诱发电位可以分为短时程和长时程,短时程电位代表感觉向皮层下结构和初级感觉皮层的直接投射,长时程电位代表高级认知和皮质处理过程[1-3]。

与脑电图等其他的神经电生理监测方法比较,诱发电位更容易对抗镇静剂和麻醉剂[4-6]。例如对于一名肌松和镇静的患者,把临床表现作为 NICU 的监测金标准是不可能的,也是不可靠的。而相反,诱发电位不会受到麻醉剂的影响(甚至还会增强效果)。诱发电位不能代替一个良好的神经科查体,但是如果慎重稳妥的使用它,则可以帮助更深入理解临床上无法获得的传导通路信息。虽然诱发电位监测是非常有帮助的,但因其仅针对特定的系统进行评估(如躯体感觉系统及其向皮质的投射)而具有一定的局限性。

诱发电位信号的振幅常常较低,因而在没有额外处理时,受限于低信噪比。但事实上,在人工刺激下诱发电位的时间是固定的,可以取数百个测试来平均化,从而即使在电子噪声的 ICU 环境中,也能显著提高其信噪比[7]。这种高质量数据在 ICU 多模态监测中是必不可少的。

诱发电位种类

体感诱发电位(SSEP)

在 NICU 中,使用和研究最多的就是 SSEP。其易于操作与解析,且能够不受药物作用的影响,使得其不仅在术中监测中成为理想选择,而且也可用于 ICU 中患者的监测和评估。SSEP 的记录依靠电流刺激外周神经(一般是在上肢腕部的正中神经和下肢踝部的胫后神经)并记录头侧不同水平的反应情况。电刺激 Erb 点仅需要少量叠加便可引起臂丛神经的典型电位反应。电刺激后颈部,经过少量叠加后,也可得脊髓的典型诱发电位反应。皮质的反应需要 100~200 刺激叠加才能记录到持续的高质量的电位,在 ICU 深镇静的患者中速度更快。周围神经、脊神经根、脊髓、脑干或皮质的病变可以使得 SSEP 中断。沿着传导通路测量每个位点的信号,使得电生理学家证实外周神经被成功刺激,排除技术问题,根据电位的异常反应来分析和定位神经功能障碍的平面。SSEP 记录到的不同的波形根据偏转方向命名(向上为负),潜伏期从刺激开始以毫秒为单位(例如,N20 是皮质对于上肢刺激的反应,峰值在 20ms 的负向反应)(图 9.1 为正常 SSEP 的示例)。在一些个体中会出现后反应(如上肢的 P30 和 N70),通常广泛地分布在头部,并被用来表示大脑皮质的二次加工。因为不同个体之间的变异性,以及一些正常患者中的缺失,所以不常规在临床中使用[8,9]。

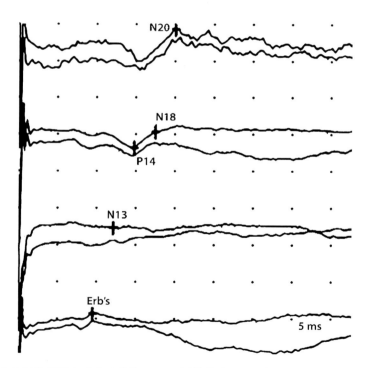

图 9.1   腕部正中神经的刺激中反应正常的 SSEP。图像轨迹显示尾侧在波形的底部,头侧在顶部。两种轨迹在每一个水平进行不断重复的反应来证明通路的完整。图像轨迹显示了一定程度的人为干扰和基线变异,是非典型的 ICU 的环境,这是一个比采用电隔离门诊的神经生理实验室更具挑战性的电环境。轨迹清楚显示并记录各级水平的反应:Erb 点(臂丛神经)、N13 反应(脊髓)、P14 和 N18(在枕骨大孔区皮质下反应),以及 N20(初级躯体感觉皮质)。

脑干听觉诱发电位(BAEP)

声音是用来产生听觉诱发电位的刺激物。一连串的敲击音或按键音通过耳机直接传入患者的耳内,从而产生从头皮和耳朵可记录的微弱电信号。耳蜗发出的信号到达皮质前需要通过耳蜗神经,进入上橄榄复合体,到下丘,然后穿过内侧膝状体。由于这些结构大多数位于脑干, 这项测试结果可以代表脑干的完整性。与肢体 SSEP 比较而言,BAEP 需要几百到上千次的刺激叠加才能生成一个明显的平均电位。像 SSEP 一样,BAEP 的后反应也提示脑皮质的二次加工,但由于其变异性尚没有在临床广泛应用。

视觉诱发电位(VEP)

当患者受到视觉刺激时,可以从枕叶记录到诱发电位。这个测试可以用来评估初级视觉通路。该通路始于视神经和视束,经过外侧膝状体、视放射到枕叶皮质。在临床常规使用中,交替的黑白棋盘视觉刺激是引起皮质反应的最有效的刺激,然而,这种刺激需要能合作的清醒患者。用 LED 护目镜提供的闪光刺激可以用于不合作或认知受损的患者,但只能提供"有或无"的功能的描述,无法评估严重损伤视觉功能的视觉通路的局限性损伤。

心脏骤停的预后评估

SSEP 一直是反映心脏停搏预后的最可靠的早期电生理指标[10]。在相关研究中,内在的机制是 N20 反应消失说明缺氧损伤的严重性足以破坏躯体感觉区的皮质神经元(或丘脑中继核团投射区),显然,不是这个皮层区域负责维持意识,但其隐含的意思是,那些保持意识的皮层也受到了类似的功能性损害。且不论其确切机制,当在心脏骤停初始的 24~72 小时刺激正中神经,测量未见双侧短潜伏期的 N20 皮质反应,预示着预后差(持续昏迷或植物状态)。在一个有 305 例心脏骤停昏迷患者的重要研究中,没有观察到假阳性结果[11]。Robinson 在 2003 年的一个包括 18 项研究的 META 分析中发现,1136 例无皮质SSEP 反应的成人缺血性昏迷患者随访 1 月至 1 年,无清醒患者[12]。最近的 META 分析也证实了 SSEP 缺失预示预后不良,而且还报道,它比 Glasgow 昏迷评分(GCS)中的运动评估部分更准确[13]。在美国神经病学学会 2006 年指南中,SSEP 对未经亚低温治疗的患者预后的预测价值得到肯定[14]。在 2008 年心脏骤停后综合征共识声明和美国心脏协会2010 年高级心脏生命支持指南中,对非低温治疗患者的运用价值得到重申,但 SSEP 对亚低温治疗患者的早期预测需要谨慎[15,16]。图 9.2 介绍了心脏骤停后的患者,两侧 N20 反应消失。

相反,N20 反应的存在无法预测良好的预后。在 Robinson 的 META 分析中提示,只要N20 皮质反应存在正常或异常,患者的觉醒概率为 41%。此外,在体感诱发电位反应正常的患者中,觉醒率也只有 52%[12]。目前,N20 反应预测价值较低,其原因可能是短时程电位

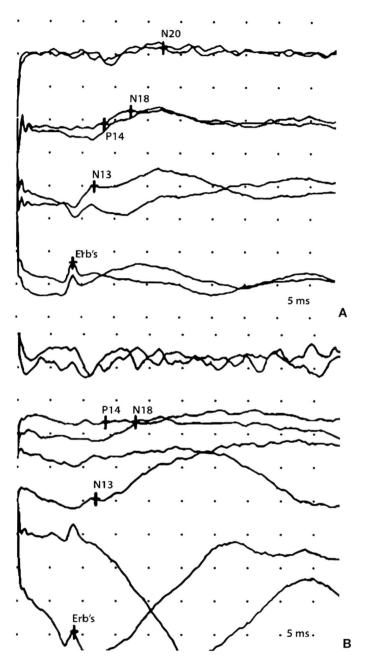

图 9.2 异常 SSEP,心脏骤停后,双侧 N20 反应消失的患者。(A)(左手臂的刺激)和(B)(右)都清楚地显示 Erb 点和 N13 反应,这是一个重要的发现。因为这表明刺激技术方式的正确,同时也验证了残存的周围神经和脊髓的功能。B 部分显示在皮质或皮质下水平没有明显的重复反应,并有可能被大多数生理学家解释为没有反应。A 部分提示皮质反应存在;在皮质水平,有向下 15ms 的偏转,但没有重复的反应,这是一个具有挑战性的记录,并有可能被许多生理学家解释为消失,但也可以解释为其他残留部分的低振幅反应。

仅测试躯体感觉通路的完整性，其中通路中的结构大部分位于皮质下。而意识是靠更复杂的皮质-皮质和丘脑-皮质反应来维持[17,18]。

长时程电位，如 N70，因其代表皮质-皮质反应，能够提高良好预后的阳性预测值。2000 年，一项包含 162 例心脏骤停复苏后昏迷患者的研究表明，N70（截止到前 130 毫秒）对于良好预后的预测具有较高的灵敏度（94%）和特异性（97%）[19]。随后的一项小样本研究也支持了长时程动作电位反应的良好预测价值[20]。然而，随后在一项包含 319 例患者的研究中，130 毫秒的 N70 潜伏期缺失作为预测指标，没有取得相同的结果[21]。使用长时程 SSEP 作为预后良好的设定指标仍存在争议。

在评价患者缺氧性昏迷中，其他 EP 方法的运用不甚满意。Guerit 等评估了 SSEP 监测中的应用 BAEP 及闪光 VEP 在预后判断中的价值[22]。仅仅在其他两种测试方式分层组合时，BAEP 的预测价值才明显，当 SSEP 在皮质水平消失时，其更有意义。在这个层面上，相比 BAEP 存在，异常 SSEP 合并 BAEP 的消失，预示着患者预后更加糟糕。另一项评估 SSEP 和 BAEP 的研究报道中，单独使用 BAEP 波形分析或与 SSEP 联合使用对于心脏骤停的预后没有帮助[23]。仔细分析该报道，由于未联合 BAEP，4 例患者无法进行这种分析，其中 3 例没有恢复意识。总而言之，对于缺氧性昏迷患者 BAEP 反应消失的报道数量较少，任何一组研究报道中都没有足够的病例像应用 SSEP 一样应用 BAEP。

这很容易让人得出这样的结论，文献中 BAEP 异常的患者正是因为这些患者预后差以至不能存活足够长的时间，从而被纳入 BAEP 的研究中。这虽然是一种猜测，可是我们有足够的信心表示，无论是 BAEP 还是 flash VEP，都不能像 SSEP 一样被当作证据用于预测预后。

可以利用 EP 进行昏迷预测的一个重要因素就是噪音水平。当在 ICU 环境中监测并记录时，来自医疗设备常见的高强度电噪音使 SSEP 的记录更加难以完全相信并解释。这就大大降低了评估可信度[24]。那些愿意将 EP 记录用于评估昏迷患者的 ICU，可在记录期间尽可能多地断开患者的其他电设备，以减少噪音。

近期，有学者提出低温治疗会影响 SSEP 用于预后评估时的有效度的担忧。一项纳入 1153 名患者的荟萃分析评估了心脏骤停后低温治疗对预后标志物的影响，发现双侧 N20 消失的假阳性率在低温治疗后，仍然低于 1%[25]。尽管近期的一些评估低温治疗期间 SSEP 的小型研究显示，SSEP 在预测接受低温治疗的患者的不良结局时，仍具有良好的预后价值，但需要重视的是在这些研究中，一大部分患者因生命支持治疗的撤用而出现死亡[26,27]。此外，未对临床医生进行预后试验结果的全盲干预，使得这些研究有很大的自我实现预期[28,29]。

外伤性脑损伤的预后

EP 用于判断创伤性脑损伤（TBI）患者神经系统预后的价值已得到深入研究。一项早期的研究观察了 SSEP 在昏迷 TBI 患者中的预后价值[30]。作者评估了 51 名无反应的接受插管治疗的患者,使用初始损伤后 1 周的平均神经 SSEP 作为评估指标,设定 SSEP 为 1~6 级(1=无大脑皮质反应,6=正常大脑皮质反应),并在创伤 6 月后,使用格拉斯哥结局量表和巴氏量表评估患者的临床结局。所有 SSEP 为 1 级的患者均死亡或者仍为植物人状态,SSEP 为 2 级患者均出现严重残疾的结局;相反,所有 SSEP 为 6 级的患者均恢复良好,大多为中度残疾[30]。这项研究还将同样的 SSEP 分级量表用于判断 1 年后功能性和认知性结局的预后。结果显示,头部损伤后 3 天的 SSEP 等级与 1 年后功能性和认知结果具有最大的相关性[31]。

在一个纳入 14 项研究、838 名成年和青少年 TBI 患者的荟萃分析中,发现 SSEP 具有相当好的预测价值[12]。双侧 SSEP 消失的患者(通常意思是 N20 反应消失)进展为死亡或为植物状态;而 SSEP 正常的患者恢复良好,中度残疾率在成年和青少年患者中分别为57% 和 22%。尽管 SSEP 在 TBI 中具有良好的预测价值,但是数据提示大约 1/20 最初SSEP 消失的患者最终仍会苏醒,尽管多数出现重度残疾[12],这一数据相比于缺氧缺血性昏迷患者出现苏醒的比例稍高。进一步添加其他感觉性 EP 评估参数(如 BAEP 和 VEP)或纳入神经重症监护长延迟反应的评估,并不会显著改变 SSEP 的预后价值[32]。尽管如此,与其他临床测试,如与 GCS、EEG 或 CT 相比较,SSEP 在用于预测神经系统结局时,可能仍具有成为最佳单个总体预测因素的潜能[33]。

缺血性或出血性脑卒中的预后

EP 亦被用于缺血性或出血性脑卒中的预后评估,尽管相关研究更少。一项纳入 70名蛛网膜下隙出血或高血压性出血后昏迷患者的研究发现,AEP 和 SSEP 在预测神经系统结局方面均具备高灵敏度和高特异度,但仍未达到确定预后所需的确定性水平[34]。Robinson 所做的一项纳入 157 名脑内出血患者的荟萃分析则显示出在一定程度上更具预测性的结果,仅有 1% 的 SSEP 消失患者出现苏醒(可信区间 CI 为 0%~4%)[12]。然而,这项荟萃分析纳入患者数量太少,并不足以支持将 SSEP 常规用于此种疾病的预后判断中。

少数研究观察了 EP 预测严重缺血性脑卒中患者结局的能力。一项纳入 84 名患有大片半球缺血卒中患者的报道认为,双侧 SSEP N20 及 BAEP V 波消失对不良结局具有较高的特异度和预测价值,但其预测灵敏度低[35]。

脊髓损伤预后

研究还表明,SSEP 可用于区分脊髓损伤预后良好及较差的患者。一项对 36 名患者颈髓损伤后最初几周的观察研究显示,皮层反应消失较皮质反应存在的患者预后差的多。这一发现可用于单纯通过神经病学检查无法从临床上鉴别其严重程度的不完全神经损伤患者。所有完全丧失功能的患者均存在皮质反应消失[36]。一项更近的研究也表明，脊髓损伤后，胫神经感觉诱发电位的早期存在与更好的神经功能恢复有关，但较好的神经功能恢复并不总是早期存在胫神经感觉诱发电位[37]。除此之外，还有研究肯定了在早期治疗阶段诱发电位的预测价值，并主张将其用于制订合理的恢复计划[38,39]。

代谢性脑病的预后

几乎没有研究注意到 EP 在其他类型的脑病，如脓毒性脑病或肝性脑病中的应用。一项关于代谢性脑病的研究报道，皮质体感诱发电位潜伏期与急性生理学及慢性健康状况评分系统（APACHEⅢ）测得的患者疾病严重程度有正相关性[40]。后续研究显示，体感诱发电位延迟的脓毒性脑炎流行程度高于一般的脓毒性脑炎[41]。

已有报道发现，肝性脑病临床发作前就可检测到[42]多模态诱发电位异常。有报道，严重肝性脑病患者皮质电位的短潜伏期消失是预示颅内高压和死亡的不良信号[43]。

神经重症监护病房中的连续诱发电位监护

尽管已证实了诱发电位在严重脑损伤患者中应用的普遍价值，但有关连续诱发电位应用的研究还很少。只有两个团队认真研究了这一方向[44,45]。

第一个团队同时使用体感诱发电位、颅内压、颈动脉血氧含量差监测了 65 名严重闭合性颅脑损伤患者。他们发现 3 个月时，89%存在长潜伏期（50ms）缺失的患者死亡或成为植物人[44]。

具有 N70 或迟发反应的患者均恢复较好或中等。除此之外，他们还发现，体感诱发电位信号的衰减与颈动脉血氧含量低有联系，但与颅内压升高无关[44]。接着这一团队通过检测 103 名严重闭合性颅脑损伤患者，对比了连续诱发电位与连续脑电图监测。平均每名患者监测 5 天，直到他们重新获得意识、死亡或宣布临床稳定。他们发现连续诱发电位在发现神经系统功能变化方面要比连续脑电图监测好得多，尤其对于镇静及瘫痪患者[6]。

第二个团队究使用连续诱发电位成功发现了神经早期退化[45]。他们使用连续体感诱发电位及脑电图监测了同组 68 名头部创伤并颅内出血的患者。病情稳定或改善的患者体感诱发电位并未出现明显变化。然而，在 13 名神经功能恶化的患者中，体感诱发电位消失或波幅明显变化。波幅的变化为逐渐变小或反常增大继而电位消失。这一团队也发现了其与颅内压的关系，在 30%的患者中，体感诱发电位衰减后颅内压升高。作者格外指出，体感诱发电位在患者颅内压 20~40mmHg 时无效，因为尽管这些患者颅内压高，但不能明确预测其神经功能减退[45]。越来越多的证据质疑颅内压监测的有效性，体感诱发电位监测提供了更基于功能的选择。最后由于许多患者处于被镇静状态，研究者认为体感诱发电位比脑电图能够提供更多信息[45]。

　　尽管关于严重神经损伤患者连续体感诱发电位监测的研究较少,但也应考虑将这种方法用于无法遵从神经病学检查的患者,如机械通气、镇静和(或)瘫痪患者。随着后续实验进展,重复监测诱发电位可能最终成为神经重症监护病房多模式监测的重要部分。

未来方向

　　在临床实践中,采用诱发电位基于我们对正常或不正常信号的根本机制的认识。然而,除了文中提及的几个已被命名的电位,对波形的准确起点及意义尚无广泛一致的意见[47,48]。在心搏骤停动物研究中,对体感诱发电位特定部分特点的观察展现出新的研究前景[49]。此外,尽管目前体感诱发电位使用依赖于在特定时间段有或无反应的二分系统,但新的研究揭示出了在心搏骤停康复期间其信号的清晰演化,在这一基础上,可将其用于预测的定量分析[49,50]。诱导电位监测在神经重症监护病房的未来取决于我们对于动态信号的了解和发现,然后利用这些信息去达到有效的临床效果。

参考文献

1. Desmedt JE, Huy NT, Bourguet M. The cognitive P40, N60 and P100 components of somatosensory evoked potentials and the earliest electrical signs of sensory processing in man. *Electroencephalography and clinical neurophysiology*. 1983 Oct; 56(4):272–282. PubMed PMID: 6193940.
2. Hayashi N, Nishijo H, Ono T, et al. Generators of somatosensory evoked potentials investigated by dipole tracing in the monkey. *Neuroscience*. 1995 Sep; 68(2):323–338. PubMed PMID: 7477944. Epub 1995/09/01. eng.
3. Hillyard SA, Kutas M. Electrophysiology of cognitive processing. *Annual review of psychology*. 1983;34:33–61. PubMed PMID: 6338812.
4. McPherson RW, Sell B, Traystman RJ. Effects of thiopental, fentanyl, and etomidate on upper extremity somatosensory evoked potentials in humans. *Anesthesiology*. 1986 Dec; 65(6):584–589. PubMed PMID: 3789431.
5. Drummond JC, Todd MM, U HS. The effect of high dose sodium thiopental on brain stem auditory and median nerve somatosensory evoked responses in humans. *Anesthesiology*. 1985 Sep; 63(3):249–254. PubMed PMID: 4025886.
6. Moulton RJ, Brown JI, Konasiewicz SJ. Monitoring severe head injury: a comparison of EEG and somatosensory evoked potentials. *The Canadian journal of neurological sciences/Le journal canadien des sciences neurologiques*. 1998 Feb; 25(1):S7–S11. PubMed PMID: 9532290.
7. Vincent A. Methods for improving the signal-to-noise ratio of endogenous-evoked potentials. Integrative physiological and behavioral science: The official journal of the Pavlovian Society. 1992 Jan–Mar; 27(1):54–65. PubMed PMID: 1576088.
8. Huisman UW, Posthuma J, Hooijer C, et al. Somatosensory evoked potentials in healthy volunteers and in patients with dementia. *Clinical neurology and neurosurgery*. 1985;87(1):11–16. PubMed PMID: 3987136.
9. Colon EJ, de Weerd AW. Long-latency somatosensory evoked potentials. *Journal of clinical neurophysiology: official publication of the American Electroencephalographic Society*. 1986 Oct; 3(4):279–296. PubMed PMID: 3332278.
10. Young GB. Clinical practice. Neurologic prognosis after cardiac arrest. *The New England journal of medicine*. 2009 Aug 6; 361(6):605–611. PubMed PMID: 19657124. Epub 2009/08/07. eng.
11. Zandbergen EG, Hijdra A, Koelman JH, et al. Prediction of poor outcome within the first 3 days of postanoxic coma. *Neurology*. 2006 Jan 10; 66(1):62–68. PubMed PMID: 16401847.

12. Robinson LR, Micklesen PJ, Tirschwell DL, Lew HL. Predictive value of somatosensory evoked potentials for awakening from coma. *Critical care medicine.* 2003 Mar; 31(3):960–967. PubMed PMID: 12627012.

13. Lee YC, Phan TG, Jolley DJ, et al. Accuracy of clinical signs, SEP, and EEG in predicting outcome of hypoxic coma: a meta-analysis. *Neurology.* 2010 Feb 16; 74(7):572–580. PubMed PMID: 20157159.

14. Wijdicks EF, Hijdra A, Young GB, et al. Practice parameter: prediction of outcome in comatose survivors after cardiopulmonary resuscitation (an evidence-based review): report of the Quality Standards Subcommittee of the American Academy of Neurology. *Neurology.* 2006 Jul 25; 67(2):203–210. PubMed PMID: 16864809. Epub 2006/07/26. eng.

15. Neumar RW, Nolan JP, Adrie C, et al. Post-cardiac arrest syndrome: epidemiology, pathophysiology, treatment, and prognostication. A consensus statement from the International Liaison Committee on Resuscitation (American Heart Association, Australian and New Zealand Council on Resuscitation, European Resuscitation Council, Heart and Stroke Foundation of Canada, InterAmerican Heart Foundation, Resuscitation Council of Asia, and the Resuscitation Council of Southern Africa); the American Heart Association Emergency Cardiovascular Care Committee; the Council on Cardiovascular Surgery and Anesthesia; the Council on Cardiopulmonary, Perioperative, and Critical Care; the Council on Clinical Cardiology; and the Stroke Council. *Circulation.* 2008 Dec 2; 118(23): 2452–2483. PubMed PMID: 18948368. Epub 2008/10/25. eng.

16. Peberdy MA, Callaway CW, Neumar RW, et al. Part 9: post-cardiac arrest care: 2010 American Heart Association Guidelines for Cardiopulmonary Resuscitation and Emergency Cardiovascular Care. *Circulation.* 2010 Nov 2; 122(18 Suppl 3):S768–S786. PubMed PMID: 20956225.

17. John ER. The neurophysics of consciousness. *Brain research—Brain research reviews.* 2002 Jun; 39(1):1–28. PubMed PMID: 12086706.

18. Llinas R, Ribary U, Contreras D, Pedroarena C. The neuronal basis for consciousness. Philosophical transactions of the Royal Society of London Series B, Biological sciences. 1998 Nov 29; 353(1377): 1841–1849. PubMed PMID: 9854256. Pubmed Central PMCID: 1692417. Epub 1998/12/17. eng.

19. Madl C, Kramer L, Domanovits H, et al. Improved outcome prediction in unconscious cardiac arrest survivors with sensory evoked potentials compared with clinical assessment. *Critical care medicine.* 2000 Mar; 28(3):721–726. PubMed PMID: 10752821.

20. Young GB, Doig G, Ragazzoni A. Anoxic-ischemic encephalopathy: clinical and electrophysiological associations with outcome. *Neurocrit Care.* 2005;2(2):159–164. PubMed PMID: 16159058. Epub 2005/09/15. eng.

21. Zandbergen EG, Koelman JH, de Haan RJ, et al. Group PR-S. SSEPs and prognosis in postanoxic coma: only short or also long latency responses? *Neurology.* 2006 Aug 22; 67(4):583–586. PubMed PMID: 16924008.

22. Guerit JM, de Tourtchaninoff M, Soveges L, et al. The prognostic value of three-modality evoked potentials (TMEPs) in anoxic and traumatic comas. *Neurophysiologie clinique [Clinical neurophysiology].* 1993 May; 23(2–3):209–226. PubMed PMID: 8326931.

23. Tiainen M, Kovala TT, Takkunen OS, et al. Somatosensory and brainstem auditory evoked potentials in cardiac arrest patients treated with hypothermia. *Critical care medicine.* 2005 Aug; 33(8):1736–1740. PubMed PMID: 16096450.

24. Zandbergen EG, Hijdra A, de Haan RJ, et al. Interobserver variation in the interpretation of SSEPs in anoxic-ischaemic coma. *Clinical neurophysiology: official journal of the International Federation of Clinical Neurophysiology.* 2006 Jul; 117(7):1529–1535. PubMed PMID: 16697253.

25. Kamps MJ, Horn J, Oddo M, et al. Prognostication of neurologic outcome in cardiac arrest patients after mild therapeutic hypothermia: a meta-analysis of the current literature. *Intensive care medicine.* 2013 Jun 26. PubMed PMID: 23801384.

26. Grippo A, Carrai R, Fossi S, et al. Absent SEP during therapeutic hypothermia did not reappear after re-warming in comatose patients following cardiac arrest. *Minerva anestesiologica.* 2013 Apr; 79(4):360–369. PubMed PMID: 23449240.

27. Bouwes A, Binnekade JM, Zandstra DF, et al. Somatosensory evoked potentials during mild hypothermia after cardiopulmonary resuscitation. *Neurology.* 2009 Nov 3; 73(18):1457–1461. PubMed PMID: 19884573.

28. Geocadin RG, Kaplan PW. Neural repair and rehabilitation: the effect of therapeutic hypothermia on

prognostication. *Nature reviews Neurology.* 2012 Jan; 8(1):5–6. PubMed PMID: 22198403.

29. Kalanuria AA, Geocadin RG. Early prognostication in acute brain damage: where is the evidence? *Current opinion in critical care.* 2013 Apr; 19(2):113–122. PubMed PMID: 23422160.

30. Houlden DA, Li C, Schwartz ML, et al. Median nerve somatosensory evoked potentials and the Glasgow Coma Scale as predictors of outcome in comatose patients with head injuries. *Neurosurgery.* 1990 Nov; 27(5):701–707; discussion 7–8. PubMed PMID: 2259399.

31. Houlden DA, Taylor AB, Feinstein A, et al. Early somatosensory evoked potential grades in comatose traumatic brain injury patients predict cognitive and functional outcome. *Critical care medicine.* 2010 Jan; 38(1):167–174. PubMed PMID: 19829103.

32. Kane NM, Curry SH, Rowlands CA, et al. Event-related potentials—neurophysiological tools for predicting emergence and early outcome from traumatic coma. *Intensive care medicine.* 1996 Jan; 22(1):39–46. PubMed PMID: 8857436.

33. Carter BG, Butt W. Are somatosensory evoked potentials the best predictor of outcome after severe brain injury? A systematic review. *Intensive care medicine.* 2005 Jun; 31(6):765–775. PubMed PMID: 15846481.

34. Facco E, Behr AU, Munari M, et al. Auditory and somatosensory evoked potentials in coma following spontaneous cerebral hemorrhage: early prognosis and outcome. *Electroencephalography and clinical neurophysiology.* 1998 Nov; 107(5):332–338. PubMed PMID: 9872435.

35. Zhang Y, Su YY, Haupt WF, et al. Application of electrophysiologic techniques in poor outcome prediction among patients with severe focal and diffuse ischemic brain injury. *Journal of clinical neurophysiology: Official publication of the American Electroencephalographic Society.* 2011 Oct; 28(5):497–503. PubMed PMID: 21946368.

36. Li C, Houlden DA, Rowed DW. Somatosensory evoked potentials and neurological grades as predictors of outcome in acute spinal cord injury. *Journal of neurosurgery.* 1990 Apr; 72(4):600–609. PubMed PMID: 2319320.

37. Spiess M, Schubert M, Kliesch U, group E-SS, Halder P. Evolution of tibial SSEP after traumatic spinal cord injury: baseline for clinical trials. *Clinical neurophysiology: official journal of the International Federation of Clinical Neurophysiology.* 2008 May; 119(5):1051–1061. PubMed PMID: 18343719.

38. Curt A, Dietz V. Electrophysiological recordings in patients with spinal cord injury: significance for predicting outcome. *Spinal cord.* 1999 Mar; 37(3):157–165. PubMed PMID: 10213324.

39. Curt A, Dietz V. Ambulatory capacity in spinal cord injury: significance of somatosensory evoked potentials and ASIA protocol in predicting outcome. *Archives of physical medicine and rehabilitation.* 1997 Jan; 78(1):39–43. PubMed PMID: 9014955.

40. Zauner C, Gendo A, Kramer L, et al. Metabolic encephalopathy in critically ill patients suffering from septic or nonseptic multiple organ failure. *Critical care medicine.* 2000 May; 28(5):1310–1315. PubMed PMID: 10834671.

41. Zauner C, Gendo A, Kramer L, et al. Impaired subcortical and cortical sensory evoked potential pathways in septic patients. *Critical care medicine.* 2002 May; 30(5):1136N1139. PubMed PMID: 12006815.

42. Ryu N, Gao W, Yan M. [Evaluation of brain evoked potentials in the detection of subclinical hepatic encephalopathy in cirrhotics]. *No to shinkei [Brain and nerve].* 1997 Oct; 49(10):887–892. PubMed PMID: 9368885.

43. Yang SS, Chu NS, Wu CH. Disappearance of N20 and P25 components of somatosensory evoked potential: an ominous sign in severe acute hepatitis. *Journal of the Formosan Medical Association* [*Taiwan yi zhi*]. 1993 Jan; 92(1):46–49. PubMed PMID: 8099826.

44. Moulton RJ, Shedden PM, Tucker WS, et al. Somatosensory evoked potential monitoring following severe closed head injury. *Clinical and investigative medicine Medecine clinique et experimentale.* 1994 Jun; 17(3):187–195. PubMed PMID: 7923995.

45. Amantini A, Fossi S, Grippo A, et al. Continuous EEG-SEP monitoring in severe brain injury. *Neurophysiologie clinique [Clinical neurophysiology].* 2009 Apr; 39(2):85–93. PubMed PMID: 19467438.

46. Chesnut RM, Temkin N, Carney N, et al. A trial of intracranial-pressure monitoring in traumatic brain injury. *The New England journal of medicine.* 2012 Dec 27; 367(26):2471–2481. PubMed

PMID: 23234472. Pubmed Central PMCID: 3565432.

47. Ulas UH, Ozdag F, Eroglu E, et al. Median nerve somatosensory evoked potentials recorded with cephalic and noncephalic references in central and peripheral nervous system lesions. *Clinical EEG*. 2001 Oct; 32(4):191–196. PubMed PMID: 11682813.

48. Buchner H, Fuchs M, Wischmann HA, et al. Source analysis of median nerve and finger stimulated somatosensory evoked potentials: multichannel simultaneous recording of electric and magnetic fields combined with 3D-MR tomography. *Brain topography*. 1994 Summer; 6(4):299–310. PubMed PMID: 7946929.

49. Xiong W, Koenig MA, Madhok J, et al. Evolution of Somatosensory Evoked Potentials after Cardiac Arrest induced hypoxic-ischemic injury. *Resuscitation*. 2010 Jul; 81(7):893–897. PubMed PMID: 20418008. Pubmed Central PMCID: 2893290. Epub 2010/04/27. eng.

50. Madhok J, Maybhate A, Xiong W, et al. Quantitative assessment of somatosensory-evoked potentials after cardiac arrest in rats: prognostication of functional outcomes. *Critical care medicine*. 2010 Aug; 38(8):1709–1717. PubMed PMID: 20526197. Pubmed Central PMCID: 3050516. Epub 2010/06/08. eng.

第 10 章

多模态监测下的生物信息学

J. Michael Schmidt, PhD, MSc

简介

有创性神经功能监测或多模态监测的目标是为床旁决策提供神经生理方面的证据。先进的监测技术可以提供大脑相对健康或者恶化的实时信息。这一信息可以用于监测是否出现可能需要干预的继发性颅脑损伤,也可以为目标性治疗提供生理学终点,从而为昏迷的颅脑损伤患者创建并提供一个有助于愈合的最佳生理环境[1]。当前仍然需要储存大量患者的监测数据,而且只有将所有患者的监测数据进行整合,才能挖掘出隐藏在其中的有效临床信息。

临床信息学,是生物医学信息学的一个分支,主要是处理生物医学信息、数据和资源,以及在临床遇到问题时,如何使用这些信息、数据和资源制订最佳治疗方案[2]。临床信息学,作为一门交叉学科,利用大数据、信号加工、模式识别、机器学习和支持数据分析的可视化工具去挖掘嵌入在医疗数据库中重要的信息和模式。这是一个不断发展的领域,将会对普通医学以及重症监护产生深远的影响,尤其适用于那些能够获得病例数多且数据量大的医疗单位[2,3]。

多模态监测作为转化研究

根据美国国立卫生研究院的定义,转化研究的目标是将始于"板凳(译者注:书本、基础)"的科学发现应用于患者的"床旁(译者注:临床)"[4]。而多模态监测的转化方式——临床到基础,少见而且具有相当的难度。临床到基础的研究方式极少使用,主要是因为专职的临床医生难于理解,而基础研究科学家难于接受,经常受到各种质疑[5]。建立多模态监测的双向研究方式有助于其未来的长足发展。

多模态监测双向转化研究是由 4 个相互依存的要素或步骤组成,共同构成了转化研究的平台。每一步骤都有各自不同的困难和挑战。第一步是获取并储存所有相关的数据于独立数据库、数据储存库或企业级的临床数据库内。这一步骤的主要目的是建立生物信息学的基础数据源。第二步是必须从原始数据中提取临床相关数据并且转化为临床信息。这一过程需要基础设备利用跨越多个学科的大范围分析工具来处理数据[6]。这两步代表了从临床到基础的研究,而剩下两步则代表了从基础到临床的研究。第三步是提取切实可行的临床信息,然后用于临床,从而使临床医生能发现患者目前的状况以及状况的变化[7]。理想状况下,新的信息可以在床边通过临床研究进行评估。多模态监测是迈向个体化医疗的一步,因为,对于特定患者而言,根据监测数据进行干预与循证医学不符的情况并不少见。最后一步即是从多模态监测中收集到有确定价值的临床信息,然后整合到临床实践及流程中来。

Cohen 等[8]临床到基础的研究的一项利用层次聚类算法快速分析多模态生理和呼吸机数据。10 组数据的每一组均与临床结果做相关性分析。发现患者在不同组均花费大量的时间,并且可以检测到组间转换(即患者的状态)。更重要的是该研究显示,有些与死亡相关的患者状况,临床医生是无法察觉的。这一研究表明,隐藏于多模态数据背后的许多方式需要进一步分析提取,而且体现了多模态监测转化研究的巨大潜力。

Cohen 研究是转化研究的半个模版。假设研究人员可以进行随访研究来测试一个特殊的干预是否可以将患者从死亡相关的状态转变成存活状态。清楚进行这种研究的困难十分重要。从临床的角度看,是否能够进行这种研究,在于是否有能力将大量生理学数据使用各种分析模式进行分析,并将结果实时传递到床边。这一点很重要,因为只有将所获取信息进行实时分析并显示出来才算基本完成转化研究环节。

神经监护研究的许多方面也存在实质性障碍,Bardt 等研究显示,TBI 患者的 $PbtO_2$ 低于 10mmHg 超过 10 分钟, 将会增加死亡的风险。我们知道可以使用一些方法来提高 $PbtO_2$[10],但是这并不意味着改善 $PbtO_2$ 将一定减少死亡风险。假设我们对 Cohen 等研究中的患者状态除了 $PbtO_2$,其他所知甚少,那么,研究者不得不首先研究患者的根本状态以便确认经治疗后他们是否会改善,如果可以,通过何种方式来调整。每一个患者状态均需要一个临床假设,这些假设为临床干预提供理念。这样才可设计出一系列临床干预研究。简而言之,始于临床到基础的研究最后转化为基础到临床的研究。研究的每一个过程均面临着独特的挑战,并且需要不同的技能。多模态监测研究需要临床研究人员擅长两者,而且凸显为什么呼吁多学科、多中心研究机构。

一项新生儿 ICU 的研究提供了一个从临床到基础再到临床的转化医学示范。研究者猜测新生儿心率变化可以提示新生儿败血症前期,从生理监护仪上收集床旁的数据,在实验室内分析心率变化与败血症前期之间的关系并找到其中的计算模型[11,12]。这个团队设计了一种能实时处理心电图并且能在床边根据计算模型产生出结果的监护设备。在一项随机实验中,他们报道了如果使用该设备可以将婴儿死亡率降低 20%[13]。这是一个重大而必要的努力,多模态领域必须效仿,以取得进一步的发展。

收集生理学数据

一般注意事项

在开始对神经监护转化平台的海量精确数据进行研究之前需要考虑一些问题。收集、模拟以及分析患者的高量清晰数据需要花费大量的时间。这些数据可能需要储存在一个独立的数据库内，然后与其他研究数据相结合。对流行病学以及其他临床研究而言，需要采用科学的数据处理方法来减少它的采样频率（如小时）使之能够符合标准的生物统计方法。对于这种类型的研究，大多数病例最有效以及最充分的方法是从医学电子仪器中记录每小时的数据。其实许多有意义的研究不需要大量精确的生理学数据，应着重考虑所收集的数据是有益于研究项目或是无益。

医院的协作

医院管理者关注电子健康记录的采集，并不看重高通量生理数据。一种策略是同医院质控小组相互合作来解决他们感兴趣的问题，如创建所需要的基础设施来干预和影响患者的预后以及住院的时间。同样的设施也会支持转化研究项目。值得注意的是，对于ICU 而言，许多方面的临床信息系统需要医院的支持。可能需要网络以及存储方面的问题，或者购买的设备需要不断的维护而且需要长期的资金投入。医院也会控制访问电子健康记录中的关键临床数据。发展同医疗小组的关系将会长期受益。

获取数据的挑战

一个典型的需要神经监护的患者可能会配有一系列附属设备，包括心肺监护仪、呼吸机、脑监护（脑电图），可能还包括冷凝装置，以及众多的输液泵。很多设备需要链接到床边的生理监测仪，但实际是很多设备没有或者不完全链接（造成不能获得所有的重要数据）。医疗设备的连接相当复杂，因为每个设备有不同的物理接口且要使用自己的通信协议来传输数据。根据数据采集的方法，患者与设备数据的简便的链接存在技术上的难题。输液泵应该可以发送液流数据，但是并不是所有的输液泵都能发送，其中一部分仅仅传输匿名的药物及剂量数据。最后，从多个设备中及时同步数据，同样面临着挑战，因为每个设备可能只有其内在的时钟。整合这些数据，需要知道它们实际的标准时间，从而才能准确的融合数据。

幸运的是，现在有很多商业产品可以解决这些问题，而且每年都在改进。但是，在评估时，重要的是了解每个系统如何处理这些事情以及所存在的缺陷。例如，通用电气公司8000i 监控仪，收集的参数是护士选择的名称加上插入监护仪端口的数字。比如，如果一个患者有插入到端口 3 的 ICP 监护，那么，他的标记为 ICP3。对于一个需要神经监护的患者来说，很少同时存在脑室外引流以及脑实质颅内压监护。如果脑室外引流插入到端口

3,而脑实质监护插入到端口5,则依次为ICP3以及ICP5。当这个患者要进行某项操作或者扫描时,所有的插口均需拔掉,但并且在患者回来后不能保证脑室外引流插入端口3,脑实质颅内压监护插入端口5。实际上,往往也是如此,这些监护将会有新的标签,甚至更糟的是,反向使用相同的标签(如脑室外引流为ICP5)。如果一个人只关注床边最后5秒的数字,这一操作影响不大。如果试图分析最后3天的数据,那么很难去识别什么数据对应什么设备。每一个商业系统均有折中方案,但是这可能在处理高分辨率数据中存在意想不到的困难。

数字的频率以及存储的要求

有些人认为,应该收集以及储存一些特殊频率的数据。不幸的是,对此并没有明确的指导。对于一些应用,每10分钟收集一次数据应该足够,但是对于脑血流自主调节指数需要每5秒收集一次[14]。根据患者监护以及设备上的频率可以得到波形图。以尽可能高的频率存储数据是谨慎的做法。在我们神经重症监护病房,我们存储的数据为每床每天200兆,5秒分辨率数字化数据存入SQL数据库,以及2秒分辨率数字化数据加上240Hz波形数据转换成单独的二进制文件。持续的脑电监测数据可以每天产生大约1GB单独的脑电监护数据,如果包括视频的话大约每天20GB。如果这些数据的传输通过医院的网络,IT管理员应确保使以太网在各个转换器以及路由器中能够以每秒1GB或更高的连接速度以避免网络性能的下降以及数据的丢失[15]。在一些机构中,由于存在一些政策,在患者出院后的几个月高分辨率的数据就会被删除,除非有特殊的要求来储存它。对于转化医学,关键在于为了当前和今后的研究而需要将数据永久地储存在数据库中。不过于夸大带标注的高分辨生理数据对转化医学的价值,但已经努力收集了它,就应该保存以备研究。最好的储存方式是采用标准化开放格式来储存生理数据,从而可以多次进行回顾或分析。

获得生理学数据的方式

一般来说,有两种基本方式来收集和储存高分辨率数据。一种是使用可以从一个房间推到另外一个房间的便携式推车一次性监测少许的特定患者,另一种是固定的系统同时监测所有床位的患者。哪种方式合适要根据各单位具体的情况而定。购买一辆可以在不同病房间收集数据的便携式推车类似于购买一套医疗设备。这些商用系统可以直接从患者的监护和外用设备中提取数据且在屏幕上显示数据。

有一些简单的方法。为了临床需求,这些设备可以为患者进行有限的特定分析,并将这些分析实时地传递给床边的临床医生,也易被临床医生掌握和保存。医院有行政流程来购买ICU的设备,这是实现ICU的生命支持系统最快的路径。如果准备在ICU增加脑电图和神经监护,就可以采取这种方式申请。

然而,一些折中方案可能会影响临床的长期使用和研究。首先,获取的数据可能会也可能不会储存在开放的数据库里。这意味着在临床上除了实时分析以及呈现在设备屏幕上外,很难以其他方式使用这些数据。这样就不需要是否该设备提供了到其他系统的实时输出。在没有开放性数据的情况下,很难将获得的数据同其他医院系统的数据整合起来。数据储存的格式也会影响存档数据用于临床目的,往往比较麻烦,甚至不能用于成组分析。经 FDA 批准的车载监护,价格像医疗设备一样昂贵。买 2~3 辆车载监护的成本,在某些情况下,可以支付获取整个 ICU 生理监护仪的数据。如果车载监护提供了脑电图和神经监护数据的获取和整合,你才能体会到它的成本效益比。

另一种方法是同时收集所有患者的神经监护和生理监护数据,然后将它们储存在一个企业级的中央服务器内[16,17]。这个服务器类似于一个有巨大储存和计算功能的计算机,可以用来给其他计算机或设备管理、储存以及检索数据[18]。中心服务器需要不断地运行和维护,这一部分费用较贵,需要有医院 IT 部门做好资金支持。在考虑购买 ICU 设备时,重要的是要获得医院的行政部门以及 IT 部门的理解,以及它们支持 ICU 神经生理监测策略的程度,这是一个必要的先决条件。

脑电图数据的收集与研究

Kull 和 Emerson[19]详细全面地讲述了 ICU 内的脑电图监护。脑电图与其他模式相整合变得更加可行。将心电图信号采集到脑电图系统,常见的心电图信号与两个单独的数据流同步,从而将心电信号同其他模式潜在地整合在一起。在实践中,整合不同系统中获得的脑电波及其他床旁获得的生理学资料非常麻烦。定量脑电图通常可以手动导出,并且连接到其他模式用于研究。对于临床研究,这个或多或少可以接受,但是不足以解决转化医学的更大问题,因为目前还没有更好的方法评估临床新发现的效果。

转化医学将高分辨率数据同脑电图相整合

最近发表的一项临床到基础的研究指出[20]了将高精度多模态数据与脑电图之间整合的一些机遇与挑战。这项研究调查了蛛网膜下隙出血以后非惊厥性癫痫的生理反应。采取双盲法,由经验丰富的脑电图师对每分钟的脑电图进行分类:发作期、发作~发作间期连续统一体、发作间期。作为一个标准研究,注意这一步囊括了高精度数据研究的两个关键问题,首先获取数据,然后转换。在这一例中,通过人工而不是电脑转化成临床信息。这也就是相当于数据精度从 200Hz 降到 1 分钟的精度。从此开始,新发作的癫痫定义为持续发作至少 5 分钟,且之前 30 分钟没有癫痫发作,然后将癫痫发作时间与生理数据整合。这就需要一系列 SQL 序列自动识别满足标准的新发作癫痫,并且根据定义的时间窗连接到其他数据库内的生理学数据,通过几个筛选步骤和缺失数据的检测进行生理信号预处理。通过构建一个排列测试来评估统计的显著性,在该测试中,研究人员根据患者重新采样,并评估显著性水平的蒙特卡罗估值。

本研究与 Cohen 等[8]先前讨论过临床到基础的研究有相似的优缺点。此研究的关键点在于,其考虑了自身研究的问题和能力。像 Cohen 等的研究牵涉多学科合作,研究者来自神经内科、神经重症和癫痫中心、神经外科与生物信息部。这两研究均需要有大量的临床数据、数据管理和分析技能。Claassen 等[20]研究发现：长期存在的一个缺陷是临床到基础的研究缺乏清晰的路径回到临床。首先，它依赖于人去区分癫痫，这是一个限制因素，除非 ICU 癫痫检测算法得到改进。其次，需要开发一个能把实时分析结果传到床边的临床系统来评估这些异常发现。临床决策支持系统是一个计算机程序，设计用来帮助临床医生做出诊断或者制订治疗决策[21]，其常常同时依赖于患者特定和基于知识的信息[22]。商业系统开始将实时分析和床边显示作为基础配置。这对于双向转化研究是个关键的步骤，它的重要性不言而喻。这些都应该从一开始就谋划好。

低分辨率数据

电子健康记录

医院正花费大量的资源采集电子健康记录（EHR），并且遵守"有意义使用"的标准[23,24]。这一系统包括电子处方、医生及医院之间交换的健康信息，以及质量指标的自动报表[23]。很有可能医院已经计划将实验室、临床考试、介入、药物治疗，以及其他记录在纸质表格上的数据数字化。所有这些数据都有必要纳入神经生理数据库内。另外，从电子健康记录中获得的流行病学以及临床实验所需要的生理学数据应该足够，不需要花费更多的时间来处理高精度数据。一般来说，患者的高精度数据不包含在电子健康记录里，因为这些系统一般不是为了获取或储存这些高精度生理数据而设计的。关于电子健康记录中的脑电图信息，最好是在监护期间以临床报告的形式储存。当护士在电子健康记录中储存输液泵信息时，记录的准确率并不是很高[25-27]。应该认识到从电子健康记录获取的数据有一定的局限性。

理想情况下，人们可以向医院数据库提出申请检索这些数据。数据库是决策支持技术的综合，通过它能使决策更好、更快[28]；保存着实验室、影像、介入、生理以及患者其他所有的数据。传统数据库的建立是将一些不同种类的数据（如实验室和生理）整合在一起形成一个统一的数据库，以备临床支持软件工具使用。数据库是临床信息转化研究的一个关键组成部分，如此可以通过既有的临床支持系统研究患者信息的新用途，然后将其应用到临床供医生使用。

临床数据的收集

无论从床边监护仪和电子健康记录中获得多少数据，前瞻性临床数据收集都是流行病学和转化研究的一个重要方法。临床医生可能需要针对收集什么数据、怎么收集、储存的数据库做一个计划，而且制订如何整合这些多模态数据的策略。神经系统疾病及卒中国家研究所（NINDS）常见数据元（CDE）项目致力于神经系统的研究数据标准化。除了帮助建立纸质版的临床研究表格之外，收集常见数据元也有助于不同研究之间结果的比较，并且汇总信息形成数据元结果[29]。最后一点对于神经监护研究至关重要，因为单个中心收集的患者信息不足以形成一个明确的结论。前瞻性的随访和特定时间段的并发症与后遗症,如心脏、神经和感染等,采用标准统一的定义,有助于详细表明所需要的研究问题。然而,这需要花费更多的时间,而不是简单的“是”或“不是”那样记录患者的信息和治疗方法。在写这本书的时候,作者还没有发现一个合适的 CDE 的采集工具。

收集和储存数据的方法

越来越多数据库采用基于数据元驱动的浏览器为基础的工具来储存和收集数据。REDcap 就是这样的一个工具,由 Vanderbilt 大学研究者发明,有助于引导研究者进行研究。软件本身是免费的,但是医生需要网络资源和熟悉软件功能。目前有超过 680 家研究机构在使用 REDcap 软件,可能在你单位已经有人在使用 REDcap 软件。该软件需要建立一个 EXCEL 表,填入医生的变量和收集信息的表单方法,然后将 EXCEL 表格导入到 REDcap,即可自动形成一个 web 表单。

REDcap 能很好地将收集的数据转换为分析格式。值得注意的是,它仅将数据导入分析程序,但并未解决与监护数据整合的问题,因而需要进行相应的处理才能将这些数据整合在一起。例如,数据库序列可以挑出症状性血管痉挛发作前 24 小时内所有的监护数据,并且计算和总结这些监护数据。一些序列可能要花费很长时间去进行计算,但是与手工处理相比,已经很快了。这些处理过的监护数据可以连接临床数据,然后输出到分析项目中。关键在于医生能根据不同的数据库编写查询程序,并且将它们链接在一起。系统管理者可能会拒绝这一要求,但如果没有能力编写这个软件,高精度生理数据的研究将相当困难。

纸质版临床研究表格(CRF)数据的数据化储存

如果你决定在纸质版的临床研究表格(CRF)上收集数据,你仍然需要将这些数据输入相应的数据库。很多研究者选择用微软的 EXCEL 进行录入,显然该软件非常好用,但是也存在很多不能解决的问题。可能没有比哈佛大学研究者 Carmen Reinhart 和 Ken Rogoff 所犯的错误更明显的例子了。他们的研究证实,一旦国债超过国民生产总值的 90%,经济增长将会停滞不前。他们的结论对经济政策的制订产生很大的影响[30]。不幸的是,他们的发现是错的,这是由于 EXCEL 很容易造成简单的计算和转录的错误,导致其结论会出现错误[31]。

电子表格是由独立的单元格所组成,其内可以插入任何东西。数据可以同数字、字母以及任意备注相混合。列名可以任意设定,可以包含空格以及特殊的字符。这些都不利于你的数据导入分析系统里。每一个电子表格是独立的,不能在不同的表格之间进行数据整合。只排序一列而不排序你剩下的数据将会在一次点击中毁掉你整个数据库。

最好是利用关系数据库,如微软的 SQL Express,它是免费的。甚至微软 Access 也存在问题,因为它不能在数据库之间共享数据,这一点对于神经监护研究很重要,因为你无法将生理数据与临床数据整合在一起。微软 Access 文件也比 SQL 数据库更容易产生错误。SQL 表格与微软 EXCEL 表格相类似。不同的表格可以通过简单的研究识别代码进行对接。每次运行时，临时创建表格进行查询或浏览。不难掌握如何将不同表格的数据或者数据库结合在一起。跨数据库查询非常有用，可用于从每项研究或项目中建立新的数据库并从原始数据库内提取出相关数据利用跨数据库查询来组织项目。可以在任何一个可以连接到 SQL 数据库的 web 工具中创立数据输入表单，例如，在 MYSQL 上运行的 REDcap 是改良的微软 SQL。

结论

应该借助于市场上已有的设备，为具备条件的神经重症监护转化研究项目进行必要的基础设施建设。该项目成功的关键是要认识到以下 4 个问题：①数据收集；②将原始数据通过分析转化为临床信息；③实时用正确的格式向床边提供临床信息；④将这些信息同临床工作流程整合在一起。这些组件一起构成了多模态监护研究双向转化研究平台。

参考文献

1. Wartenberg KE, Schmidt JM, Mayer SA. Multimodality monitoring in neurocritical care. *Crit Care Clin*. 2007;23:507–538.
2. Mayberg MR, Okada T, Bark DH. Morphologic changes in cerebral arteries after subarachnoid hemorrhage. *Neurosurg Clin N Am*. 1990;1:417–432.
3. Kononenko I, Kukar M. *Machine learning and data mining: Introduction to principles and algorithms*. Horwood Pub Ltd; 2007.
4. The NIH Common Fund. Re-engineering the Clinical Research Enterprise. 2009. http://nihroadmap.nih.gov/clinicalresearch/overview-translational.asp. Accessed July 10, 2013.
5. Marincola FM. Translational medicine: A two way road. *J Transl Med*. 2003;1:1.
6. Jacono FJ, De Georgia MA, Wilson CG, et al. Data acquisition and complex systems analysis in critical care: Developing the intensive care unit of the future. *Journal of Healthcare Engineering*. 2010;1:337–355.
7. Buchman TG. Novel representation of physiologic states during critical illness and recovery. *Crit Care*. 2010;14:127.
8. Cohen MJ, Grossman AD, Morabito D, et al. Identification of complex metabolic states in critically injured patients using bioinformatic cluster analysis. *Crit Care*. 2010;14:R10.
9. Bardt TF, Unterberg AW, Hartl R, et al. Monitoring of brain tissue PO_2 in traumatic brain injury: Effect of cerebral hypoxia on outcome. *Acta Neurochir Suppl*. 1998;71:153–156.
10. Maloney-Wilensky E, Le Roux P. The physiology behind direct brain oxygen monitors and practical aspects of their use. *Childs Nerv Syst*. 2010;26:419-430.
11. Lake DE, Richman JS, Griffin MP, et al. Sample entropy analysis of neonatal heart rate variability. *Am J Physiol Regul Integr Comp Physiol*. 2002;283:R789–797.
12. Moorman JR, Lake DE, Griffin MP. Heart rate characteristics monitoring for neonatal sepsis. *Biomedical Engineering, IEEE Transactions on*. 2006;53:126–132.
13. Moorman JR, Carlo WA, Kattwinkel J, et al. Mortality reduction by heart rate characteristic monitoring in very low birth weight neonates: A randomized trial. *The Journal of pediatrics*. 2011.
14. Steiner LA, Czosnyka M, Piechnik SK, et al. Continuous monitoring of cerebrovascular pressure reactivity allows determination of optimal cerebral perfusion pressure in patients with traumatic brain injury. *Crit Care Med*. 2002;30:733–738.

15. Kull L, Emerson R. Continuous eeg monitoring in the intensive care unit: Technical and staffing considerations. *Journal of Clinical Neurophysiology.* 2005;22:107–118.
16. Chelico J, PhD A, Wajngurt D. Architectural design of a data warehouse to support operational and analytical queries across disparate clinical databases. 2007:901.
17. Martich G, Waldmann C, Imhoff M. Clinical informatics in critical care. *Journal of Intensive Care Medicine.* 2004;19:154.
18. Chou D, Sengupta S. *Infrastructure and security.* Burlington, MA: Academic Press; 2008.
19. Kull LL, Emerson RG. Continuous eeg monitoring in the intensive care unit: Technical and staffing considerations. *J Clin Neurophysiol.* 2005;22:107–118.
20. Claassen J, Perotte A, Albers D, et al. Nonconvulsive seizures after subarachnoid hemorrhage: Multimodal detection and outcomes. *Ann Neurol.* 2013.
21. Musen M, Shahar Y, Shortliffe E. Clinical decision-support systems. *Biomedical Informatics.* 2006:698–736.
22. Hersh W. Medical informatics: Improving health care through information. *Jama.* 2002;288:1955.
23. Jha A. Meaningful use of electronic health records. *JAMA: The Journal of the American Medical Association.* 2010;304:1709.
24. Jha A, DesRoches C, Kralovec P, et al. A progress report on electronic health records in us hospitals. *Health Affairs.* 2010;29:1951.
25. Sapo M, Wu S, Asgari S, et al. A comparison of vital signs charted by nurses with automated acquired values using waveform quality indices. *Journal of Clinical Monitoring and Computing.* 2009;23:263–271.
26. Vawdrey D, Gardner R, Evans R, et al. Assessing data quality in manual entry of ventilator settings. *J Am Med Inform Assoc.* 2007;14:295–303.
27. Dalto JD, Johnson KV, Gardner RM, et al. Medical information bus usage for automated iv pump data acquisition: Evaluation of usage patterns. *Int J Clin Monit Comput.* 1997;14:151–154.
28. Chaudhuri S, Dayal U. An overview of data warehousing and olap technology. *ACM Sigmod record.* 1997;26:65–74.
29. NINDS common data element project. 2013.
30. Summers L. Lessons can be learned from Reinhart-Rogoff error. *The Washington Post.* May 5, 2013.
31. Baker, Dean. How much unemployment was caused by Reinhart and Rogoff's arithmetic mistake? April 16, 2013. Available at http://www.cepr.net/index.php/blogs/beat-the-press/how-much-unemployment-was-caused-by-reinhart-and-rogoffs-arithmetic-mistake

第 11 章

护理:成功的神经重症监护中必不可少的一部分

Tess Slazinski, RN, MN, CCRN, CNRN, CCNS

简介

神经重症监护室设立的目的是加强对患者的监护能力,并提供神经科的特殊护理。这些目标需要团队中的各个成员的努力和合作,而神经重症监护护士的参与对于实现这一目标也许是最核心和最重要的。具备了一系列精细神经体格检查的能力和渊博的专业知识,神经监护护士可谓是第一"监护人"。神经重症监护室的护士较其他科室护士有更全面的专业知识及进行细致的体格检查的能力,是处于"神经监护"的最前线。历经多年,随着生物医学的进步,许多在患者病情恶化之前能监测除生理和组织器官变化的监护仪器被开发应用。随着生物医学技术的进步,又开发了一系列机械的神经监护仪器,它们能够发现患者病情恶化之前的身体和生理变化。这些神经监护仪的运行、使用和故障排查主要依靠神经重症科医生和高年资护士(APN)的知识及专业能力。本章着重于介绍成功培养神经监护护士的策略和神经重症监护中护士的作用。高年资护士在成功开展一个神经监护室中的责任也会在本章中提及。

美国神经外科护士协会 (AANN) 成立于 1968 年, 隶属于美国神经外科医师协会(AANS)。成立 AANN 的目的是更好的认识神经科患者的护理需求,同时为护士提供学术交流平台。关心神经科护士的普遍需求,并为这些护士提供一个交流的平台。美国护士协会(ANA)将专科专业化定义为"在整个专业护理领域中,有别于其他并专注于特定领域的护理实践,ANA 和专业护理组织所划定的专科专业护理实践项目, 是每个特定专业都必须具备的"[1]。AANN 已经发展为一个独立团体,称为美国神经科护士协会,包括了神经科和神经外科的患者群体。该组织有各类小组,着重关注神经科护理的各类亚专科。此外,神经重症监护学会(NCS)已经认识到了神经重症监护(ICU)护士的重要性,并为其提供了 MD//RN 合作锻炼的机会(如双重研讨会演讲和《临床实践指南》的作者)。

神经重症监护的护理人员

已经获得 CSC 医院的神经重症护理人员需接受专业培训。已经获得了综合卒中中心 (CSC)的医院认为神经 ICU 的护士必须接受这些训练。CSC 指南对神经重症监护室的护士提出了最高的小时教育要求。此外，CSC 指南还突出强调了高年资护士的贡献，并提出执业护士(NP)或临床护理专家(CNS)需编写和监督教学内容。在 CSC 指南中的一个显著成果是承认了高年资护士的贡献。该指南提出执业护士(NP)或临床护理专家(CNS)需要编写和监督教育内容[2]。包含的专业知识涵盖了以下几个方面：颅内压监测、血流动力学监测、呼吸机管理、外部设备管理、缺血性和出血性卒中、低温管理、术后 t-PA 管理的护理等[2]。虽然这份清单不能完全涵盖神经 ICU 护士在医疗中所必须完成的内容，但也反映了专科护理的进展。

高年资护士(APN)包括执业护士和临床护理专家。APN 需要具备硕士或博士学历。急诊护理执业护士(ACNP)的执业范围包括复杂的急慢疾病的诊断和治疗，处方权以及能够根据在急诊室或 ICU 中的训练进行护理的能力。具备适当的 ICU 训练的 ACNP 可以提供高质量、高性价比的患者护理[3]。

临床护理专家(CNS)在多个有影响的领域进行实践，扮演了既重要又独特的角色。CNS 是一位临床专家，护理着复杂又敏感的患者；同时也是一位负责推动多学科实践向前迈进的研究者和教育家；还是一位以提高质量和成果为目标的变革与创新的促进者。CNS 的进阶教育包括先进的临床技能、研究分析和执行能力，以及进行系统的项目研究。此外，CNS 还要将循证实践转化为床边护理[3]。

神经重症监护单元需要有能力的床旁护士。有能力的床旁护士对神经重症监护病房至关重要。虽然各护理学校间的培养计划有所不同，但它们并没有为新毕业的护士准备亚专科护理的培训[4]。医院对于如何评估床旁护士的能力也有不同的想法，但美国护理协会 (ANA)和联合委员会对基于能力考察的特定项目有着具体的建议。这些项目除了确保患者安全之外，还需要包含采集客观和主观数据的工具[5]。此外，这些能力考察的内容要成为动态而持续的再教育项目的一部分[5]。CNS 的挑战是如何为新晋员工提供必要的资料，以获得最大的学习内容[6]。这一挑战的难度因护士的短缺而加大。由于护士的短缺，许多医院优先考虑为 ICU 保留和招聘护士。招聘和留用的基础是正确的招聘和专业定位。

招聘

作为护理的领导成员，临床护理专家(CNS)经过培训，在新员工面试时，可以提出一些策略性的临床问题，是面试过程中不可或缺的流程[7]。这些面试内容可以和经理的面试一起进行，也可以单独进行。有经验的神经科 ICU 护士非常稀缺。在成本控制的时代，一个经验丰富的非神经科 ICU 护士可以在短时间内接受训练以适应新的工作岗位[6]。

以下是一所大型教学医院在接受高年资 ICU 护士面试时所提的问题：

- 我们在床边监测心电图的是哪两个导联？
- 当患者的脉压降低时，护士该采取何种应急预案？
- 在护理一名有胸腔引流管的患者时，护理的要素有哪些？
- 通常呼吸机高压警报的原因是什么？
- 你是否护理过脑室外引流（EVD）的患者？
- 给我们举例 1 名患者，由于你发现了该患者生理参数的改变，从而改变了预后？

前面的这些问题可以帮助医院挑选出能够熟练使用各种类型的设备并具有辨别思维能力的应聘者。当一个刚毕业或转专业的护士（非 ICU，基层单位）接受面试时，面试问题主要集中在基本护理评估和基层单位护理经验上。

- 我们在床边监测心电图的是哪两个导联？
- 每小时尿量正常值是多少？
- 要听 S1 和 S2 时，应将听诊器放在何处？
- 什么是异常呼吸音？
- 你是否护理过脑脊液漏的患者？

神经科 ICU 定向培训

任何神经科 ICU 成功的关键在于整个团队的支持[8]。只有以下团队成员意识到护理培训的重要性才能取得支持：神经重症监护师、神经外科医生、神经内科医生、急诊执业护士（ACNP）、药剂师、治疗师和社工。此外，护士长和经理给予财政支持对成功开展神经科 ICU 也是至关重要。

重症监护定向培训项目包括讲课、视诊和触诊[9,10]。总课程中包含特定单元的内容。高年资护士（APN）的责任在于开发基于患者人群的神经科 ICU 护理核心课程。不是所有神经科 ICU 都有相同的患者人群。例如，有些科室可能有更多的颅脑创伤性脑损伤（TBI）患者，而其他科室有着更多的动脉瘤性蛛网膜下隙出血（aSAH）患者。课程内容的重点取决于该科室的住院病种，并且很容易通过 ICD-10 编码进行追踪。通常一个神经科 ICU 的患者人群有：出血性脑卒中、缺血性脑卒中、脑外伤、癫痫持续状态、脑肿瘤、中枢神经系统疾病和复杂的脊柱手术。每一名神经科 ICU 新护士都应该学习相同的临床内容。表 11.1 中列举了一个课时分配的例子。各级别的内容应循序渐进。在课程完成时，每名参加者需完成笔试及面试。笔试形式为多项选择题，格式由考试委员会制订（如 CCRN、CNRN、SCRN）。面试则应包括神经系统检查。

多模态神经监护的专科定向培训

有许多护理论文提到了应用多模态的神经监护和护理干预来降低颅内压[11-21]。这些

表 11.1　神经科护理核心课程。

课程题目	描述	课时数
1.相关的大脑解剖和神经系统检查神经系统解剖及神经功能评估	神经解剖学课程包括中枢神经系统的结构和功能的概述，注重于神经科 ICU 护士的床边相关问题。课程包括讲座、亲手制作大脑模型和大脑解剖切片。神经系统检查包括：神经状态、颅神经、运动、感觉，以及小脑，这些关系到患者意识状态	4 小时
2.缺血性和出血性卒中	缺血性和出血性卒中的内容需要进行现场授课。课堂上主要讲解有关这两种卒中的原因、种类、治疗方法和护理特点等知识点	2 小时
3.创伤性脑损伤(TBI)	TBI 部分主要探讨不同颅脑外伤的机制、外伤性出血的分类、诊断和护理特点。	1 小时
4.颅内压监测(ICP)	ICP 部分将描述脑疝的类型，以及减少颅内压增高的护理措施。ICP 装置包括光缆和脑室外引流管的模拟装置。	2 小时
5.脑肿瘤	脑肿瘤部分主要为学员提供关于肿瘤分类、诊断、手术治疗和护理特点方面的知识。	1 小时
6.脊髓解剖	脊髓解剖部分描述了脊柱骨的解剖、脊髓解剖和关键传导束。	1 小时
7.脊髓损伤(SCI)	SCI 部分包括了不同脊髓损伤的机制、脊髓综合征和护理特点	30 分钟
8.复杂的脊柱外科手术	复杂的脊柱外科手术部分分析各种手术入路和固定用的器械，以及护理特点。	30 分钟

文章为护士们提供了关于病理生理学、先进设备和数据解析方面的知识。在定向培训课程中，可以涵盖这些知识，但缺乏有关精神运动技能和实时床旁判读的知识。且对于神经科 ICU 里新到的护士们来说，他们所需的专业教育资源十分有限。

临床护理专家和教师明白设备的每个部分都需要一个操作手册以及一个资质核查表。除了这些专家们传授的循证临床实践指南和操作手册外，新员工们还应熟悉这些资源。《AACN 操作手册》[22-25]中详细介绍了多模态的神经监护。在脑室外引流(EVD)和腰大池引流(LDD)的护理知识方面，《AANN 临床实践指南》(CPG[26])为床旁床边护士提供了操作设备的详细步骤，这是其他教材中没有的。但是，一个新入职护士，没有模拟演练，仅仅读了操作手册就能胜任吗？让那些只有很少训练的人来操作复杂的设备，对于患者而言是相当危险的，因为这些操作者可能会出错[27]。以下这个例子是一个成功的多模态神经监护训练计划的关键组成部分：教师授课、模拟训练和年度考核。

护理指导老师是护理授课的重要组成部分，需要在训练新员工前就接受培训。指导老师们应参加医院教师培训班，并接受关于设备的高级培训，这样他们在临床护理专家缺席的情况下也能解答问题。此外，指导老师需要描述多模态神经监护的功能和优点。多模态神经监护涵盖了以下这些优点[27]：

- 同时监测几个变量，可以提供大脑生理不同方面的信息。
- 患者可以获得更加严密的护理，并能一次接受多种干预措施。

■学习全新的患者管理策略。

■在技术上精通新的设备。

在表 11.2 中列举了 1 例高级培训的内容。指导老师能够回答设备和患者管理的相关问题,并提供工作满意度和岗位吸引力所必需的自主性。

模拟训练包括设备的组装和安装。每个新员工需要找到必要的设备并演示如何设置。例如,脑室外引流(EVD)的设备应在设备车中,或已经放在护理单元内。此外,先进的神经监护设备(如 $SjVO_2$、$PbtO_2$ 和微透析)应放置在指定的安全位置。通常情况下,护理单元能手是临床护理专家,她或他有能力协助所有的项目,直到所有工作人员对设备的组装和安装得心应手。多次加入了先进神经监护设备后,可以增加其他的单元能手。每位员工都必须完成所有新设备的资质审核表。附表中列有资质审核表的例子。

多模态的神经监护最后的部分是进行持续的能力评估。一般每一年中规定某一天进行能力评估,这通常是对每个护士的强制性要求。技能考核日可以 1 对 1 或小团体形式进行。临床护理专家(CNS)检查护理单元专家,而后者又接着检查经验相对少的护士。这种类型的护理单元参与对于促进团队合作很重要。除了精神运动的技能外,每位护士都必须说明每件设备的用途、故障排除和护理管理。

执业护士(NP)和临床护理专家(CNS)根据领导岗位不同对持续技能学习进行评估。在进行日常查房时,他们可以了解床边护士是否了解患者的诊断和护理计划。罹患严重神经系统疾患的患者,每天都是教学的机会,对床边护士而言,回答临床问题是个挑战,但是对他们的发展非常重要。

有关临床问题的例子如下:

■什么是弥散性轴索损伤?

■各种探头光纤导管在大脑哪个位置?

■正常的 ICP 波形是怎样的?

■怎样的 ICP 波形提示顺应性下降?

■正常的 $PbtO_2$ 是多少?

■增加脑组织需氧量的因素有哪些?

■降低脑组织供氧的因素有哪些?

表 11.2　高级神经监护课程。

课程题目	描述	课时数
1.颅内压增高(ICP)患者的护理管理	该课程为护士教授 ICP 的病因、ICP 监测的类型、先进的神经监护设备和降低颅内压的护理措施等方面的综述	1 小时
2.脑组织氧含量检测($PbtO_2$)	该课程为护士们教授脑组织供需方面的信息,以及检测脑组织氧含量及温度的设备。此外,每个护士有充足的实践时间来模拟安装这些设备	1 小时

- 为何检测脑组织温度是很重要?
- 爆发抑制在连续脑电图检测中如何表现?

结论

　　神经科 ICU 护士需要接受适当的临床课程和模拟训练,这样才能胜任安全的护理工作。临床课程必须是符合本院患者的病种分布,并包含多种教学模式。教学模式包含了理论授课、互动案例学习和演示、设备组装和设置。

　　多模态神经监护为床边护士提供了大量的数据来解释患者的病情。团队协作的方式要求工作人员收集和分析资料,然后对患者进行相应的治疗。需要在床边进行持续的监护,以确保了解这一病情非常复杂、充满挑战性的患者人群。未来的研究需要更侧重于神经科 ICU 护士的教育领域,明确成本效益和患者预后。

参考文献

1. American Nurses' Association. 2008. Professional role competence (position paper). Retrieved from http.//www.nursingworld.org/NursingPractice.
2. The Joint Commission. Recommendations for comprehensive stroke center. 2011.
3. Bauman JJ, Rinaldo L. Nurse practitioner or clinical nurse specialist: Which do you need? *Currents*, 2013;8(2):16.
4. Square N. Modeling clinical applications in intensive care settings for nursing orientation. *Advances in Neonatal Care*, 2010;10(6):325–329.
5. Wolfensperger-Bashford C, Shaffer B, Young C. Assessment of clinical judgment in nursing orientation. *Journal of Nurses in Staff Development*, 2012;28(2):62–65.
6. Thomason T. ICU nursing orientation and post orientation practices. *Critical Care Nursing Quarterly*. 2006;29(3):237–245.
7. Jarouse L. Best practices for recruitment and retention. *Hospitals & Health Networks*. Accessed June 28, 2013.
8. Brakovich B, Boham E. Solving the retention puzzle: Let's begin with nursing Orientation. *Nurse Leader*, 2012, 50–61.
9. Culley T, Babbie A, Clancey J., et al. Nursing U: A new concept for nursing orientation. *Nursing Management*, March 2012, 45–47.
10. Dunbar K, Radsliff E. Integrating simulation into hospital nursing orientation. Presentation abstracts from 2012 INACSL conference. *Clinical simulation in nursing*, 2012;8(8):e401.
11. Littlejohns L, Bader MK, March K. Brain tissue oxygen monitoring in severe brain injury, I: Research and usefulness in critical care. *Critical Care Nurse*, 2003;23:17–25.
12. Bader MK, Littlejohns L, March K. Brain tissue oxygen monitoring in severe brain injury, II: Implications for critical care teams and case study. *Critical Care Nurse*, 2003;23:29–44.
13. Wilensky EM, Bloom S, Leicter D., et al. Brain tissue oxygen practice guidelines using the LICOX CMP monitoring system. *Journal of Neuroscience Nursing*, 2005;37:278–288.
14. Bader MK. Gizmos and gadgets for the neuroscience intensive care unit. *Journal of Neuroscience Nursing*, 2006;38(4):248–260.
15. Rauen CA, Chulay M, Bridges E., et al. Seven evidence-based practice habits: Putting some sacred cows out to pasture. *Critical Care Nurse*, 2008;28:98–123.
16. Rupich K. The use of hypothermia as a treatment for traumatic brain injury. *Journal of Neuroscience Nursing*, 2009;41(3):159–167.
17. Prescuitti MJ, Schmidt M, Alexander S. Neuromonitoring in intensive care: Focus on microdialysis

and its nursing implications. *Journal of Neuroscience Nursing*, 2009;41(3):131–139.

18. Cecil S, Chen PM, Calloway S., et al. Traumatic brain injury: Advanced multimodal neuromonitoring from theory to clinical practice. *Critical Care Nurse*, 2010;31(2):25–36.

19. Prescuitti M, Bader MK, Hepburn M. Shivering management during therapeutic temperature modulation: Nurses' perspective. *Critical Care Nurse*, 2012;32:33–42.

20. Seiler E, Fields J, Peach E., et al. The effectiveness of a staff education program on the use of continuous EEG with patients in neuroscience intensive care units. *Journal of Neuroscience Nursing*, 2012;44(2):E1–E5.

21. McNett MM, Olson D. Evidence to guide nursing interventions for critically ill neurologically impaired patients with ICP monitoring. *Journal of Neuroscience Nursing*, 2013;45(1):120–123.

22. Wilensky EM, Bloom SA, Stiefel MF. Brain tissue oxygen monitoring: Insertion (assist), care, and troubleshooting. In Blissett, P. (Section Ed.). *AACN Procedure Manual for Critical Care Nurses* (6th ed). St. Louis, MO: Elsevier Sanders, 2011:792–801.

23. Slazinski, T. Intracranial bolt and fiberoptic catheter insertion (assist), intracranial pressure monitoring, care, troubleshooting, and removal. In Blissett, P. (Section Ed.). *AACN Procedure Manual for Critical Care Nurses* (6th ed., 802-808). St. Louis, MO: Elsevier Saunders, 2011;802–808.

24. Slazinski, T. Combination intraventricular/fiberoptic catheter insertion (assist), monitoring, nursing care, troubleshooting, and removal. In Blissett, P. (Section Ed.). *AACN Procedure Manual for Critical Care Nurses* (6th ed) St. Louis, MO: Elsevier Saunders, 2011;809–815.

25. Slazinski, T. Jugular venous oxygen saturation monitoring: insertion (assist), patient care, troubleshooting, and removal. In Blissett, P. (Section Ed.). *AACN Procedure Manual for Critical Care Nurses* (6th ed.). St. Louis, MO: Elsevier Saunders, 2011;816–825.

26. Thompson, H. & Slazinski, T. (Eds.). Care of the patient undergoing intracranial pressure monitoring/EVD/LDD. In *AANN Clinical Practice Guideline*. Glenview, IL: AANN, 2011.

27. Keow LK, Dip Adv, Ng Ivan. The implications of multimodal neuromonitoring for nursing. *Singapore Nursing Journal*. 2005;32(4):5–11.

附表 A

脑室外引流

姓名:_____　　内容:_____　　组别:_____

考核人员打分	技能	评估方法
	准备好下列物品	
	1)开颅相关器械包	DO,SIM
	2)脑室引流管	
	3)引流液收集装置	
	4)传感器(不冲水)	
	准备好引流收集装置	
	1)连接无冲水传感器	DO,SIM
	2)引流管头端置于无防腐剂的生理盐水中	
	引流收集装置的维护	
	1)描述零点的解剖标志及参考位置,显示如何调整传感器的放置水平	DO,SIM
	2)描述放置带刻度的压力滴定管的位置	
	3)演示如何调整大气压一致的零点位置	
	4)演示如何更换引流收集袋(戴口罩与手套)	
	5)描述如何测量引流量	
	6)演示如何检查脑室外引流是否通畅	
	演示导线如何连接患者	
	1)将传感器的连接线接到监视器上	DO,SIM
	2)演示如何调整传感器的零点,描述传感器多久需要重新调零	
	报警设定	
	设定报警正常值	DO,SIM
	问题解答:常见问题列举	
	1)不引流	DO,SIM
	—滴定管位置过高	
	—管腔堵塞	
	—脑室塌陷	
	—夹子夹闭引流管	
	2)波形抑制	DO,SIM
	—传感器周边积气	
	—传感器压力设置太低	

(待续)

考核人员打分	技能	评估方法
	3)未连接	DO,SIM
	—用消毒止血钳夹闭脑室引流管或脑室外引流管末端	
	—重新置管引流	
	—给售后打电话	

技术标准是否符合	☐ 是	☐ 否	
演示日期			
考核人员名字			
考核人员签名			

评估方法

DO=直接观察个人的关键操作技巧。

SIM=个人模拟关键操作技巧。

附表 B

光纤导管

姓名:_____　内容:_____　组别:_____

考核人员打分	技能	评估方法
	准备好安装光纤导管所需的设备 1)开颅器械包(包括磨钻) 2)光纤导管(具有磁共振相容性) a.单纯颅内压测定 b.Licox(颅内压、脑组织氧分压、温度) 3)CaminoMPM 监测	DO,SIM
	准备下列后部面板的线缆 1)导线置于床旁,并且非常清楚如何设置外接监视器 2)电源线——不使用时进行充电;能延长电池的使用寿命 3)插入温度及脑实质端 4)后部面板袋中的常见问题解决方案	DO,SIM
	演示如何使用前面板的按钮 1)"Scale"用于调整过低波形,升高或降低 ICP 波幅 2)"同步"到外接显示器 3)"趋势"(数据)	DO,SIM
	使用报警装置 1)设置颅内压报警值或正常值 2)设置脑灌注压报警值或正常值 3)关闭 MPM 报警和暂停报警——暂停持续多长时间	DO,SIM
	问题解答:主要问题列举 1)阴性结果 a.引流器或 Jackson 尾端靠近导管? b.术后使用大剂量甘露醇? c.患者有颅底骨折	DO,SIM
	2)数值过高 a.阀门部位白色紧固帽固定太紧? b.插入的导管被带出 1 毫米?	DO,SIM

(待续)

续表

考核人员打分　　技能			评估方法
技术标准是否符合	☐ 是	☐ 否	
演示日期			
考核人员名字			
考核人员签名			

评估方法

DO=直接观察个人的关键操作技巧。

SIM=个人模拟关键操作技巧。

附表 C

脑组织氧浓度监测(LICONX™)

姓名:＿＿＿＿＿＿＿＿＿＿ 内容:＿＿＿＿＿＿＿＿＿＿＿＿＿＿ 组别:＿＿＿＿＿＿＿＿＿＿

考核人员打分	技能	评估方法
	准备好下列物品	
	1)检查 LiconTMCMP 显示器确保所有线缆已连接	DO,SIM
	2)准备无菌操作	
	3)帮助外科医生或神经科重症医生安装阀门、脑组织氧浓度、温度探头、颅内压探头	
	4)确保电源线连接于监视器后部	
	5)确定蓝色的血氧探头及绿色的温度探头或 PMO 连接导管连接到前方面板	
	6)打开监视器开关(开关在机器的后面)	
	7)把血氧探头的智能卡插入前面面板卡槽并卡到位	
	8)用 PMO 导管将 PMO 探头(血氧及体温联合探头)连到监视器上	
	9)20~30 分钟后,开始记录脑组织氧浓度	
	10)断开 Licon™ 连接探头患者端,送去 CT 扫描、磁共振或手术室。准备进行磁共振扫描时,知道提前撤除血氧探头和导线	
	维护	
	1)插入位置状态评估	DO,SIM
	2)必要时,换衣服	DO,SIM
	3)观察、记录,以及报告引流不畅	DO,SIM
	4)报告出血、过度引流或任何感染征象	DO,SIM
	5)参考《Licox™ CMP 脑组织血氧检测系统操作指南》了解有关警报、常见问题及其他信息	DO,SIM
	6)每小时查看阀门系统确认阀门和导管仍然连接	DO,SIM
	7)观察引流口并且报告任何皮肤发红、化脓、皮肤破溃、脑脊液漏或异常	DO,SIM

(待续)

续表

考核人员打分　技能			评估方法
技术标准是否符合	☐ 是	☐ 否	
演示日期			
考核人员名字			
考核人员签名			

评估方法

DO=直接观察个人的关键操作技巧。

SIM=个人模拟关键操作技巧。

第 **12** 章

多模态监测：实施的挑战与临床应用

Chad M. Miller, MD

简介

越来越多的资料显示了各种神经监测在识别脑损伤、改善预后，以及个体化医疗方面的价值；这预示着神经监测的广泛应用而且已成为常规护理措施[1,2]。实际上，即使在条件允许时，综合性神经监测也并不常用。过去，有创神经监测在支持和拥护其使用的中心曾盛极一时；但在那些没有设置神经重症监护病房的中心，有创神经监测的普及还是较为滞后。多模态监测（MMM）实施的一些障碍和挑战局限了这些技术的潜在影响。本章围绕多模态神经监测（MMM），聚焦于其当前获益、误区、局限性以及不合理的期望做一探讨；并将提出解决这些问题所必不可少的措施。

疾病转归数据

多模态监测（MMM）的优点在于识别继发脑损伤；而这类损伤在没有应用 MMM 的情况下，则往往不易辨别。绝大多数关于 MMM 的文献可归类为描述性观察研究，其将监测阈值与结局及生存情况进行比较[3]。虽有这些证据，但由于监测设备主导的治疗模式效果缺乏证实，可能是对 MMM 最常见的批评意见。在某些情况下，对于监测阈值与结局是否高度相关，仍不确定；或者更进一步说，监测设备探测到的，是否是由治疗改变所引起的生理性进程仍不确定。对新一代神经监测设备，这一评价已是老生常谈，非其独有。多年来，对肺动脉导管及其在了解复杂的血流动力学方面的应用仍存争议[4]。或是由于应用不当，或是对由压力记录推导容量数据存有分歧，抑或仅仅是对差强人意的结果的失望，这一技术已在重症监护病房的常规应用中被逐渐淘汰。更为传统的神经监测设备最初逃过了类似的批评，但在数十年无可争议的应用之后，其在改善结局中所承担的作用正在接受评估。颅内压（ICP）监测在指导高颅压患者治疗方面的重要性，几乎毫无争议。然而，颅内压监测的临床获益并未被证实，最近的研究已然开始质疑治疗指南中采用的标准阈值，以及仅仅基于 ICP 派生指标的治疗方案的有效性[5]。

哪些预期事件需要多模态监测（MMM）进行判断？显而易见的是神经监测擅长分辨隐匿的脑损伤以及高危的组织状态；其探测的灵敏度要远远优于神经系统查体、放射影像学检查等基础的监测手段[6]。缺少可证实的结局改善是否显而易见地意味着监测失败？或者只是无效治疗或处置和后期治疗干预的结果？对监测设备最合理的判断是看其是否达到其设计的目的：能否识别发生继发脑损伤的风险。虽然我们期望多模态监测（MMM）终将被更好地整合至治疗方案中以改善临床结局，但这一点已远远超出了监测设备的能力。神经重症治疗学会有责任对目前神经监测的应用方式做出改进。这将需要对多模态监测治疗的临界值、干预的时限、有效治疗的确认以及多种监测设备互补价值的评价有一个精确的认识。尽管其中很多目标仍寄希望于未来的发展，但目前对脑损伤病理生理学的认知业已证实了多模态监测（MMM）提供的个体化治疗的必要性。

实施多模态监测：组建多学科团队

多模态监测需要付诸实践。神经重症治疗团队通常由外科医生、重症监护医生、护士、专职康复护士、药剂师、住院医师以及实习医师组成；每位成员都有不同的从业经验，对继发损伤的重要性以及神经监测的价值与作用有着不同的理解。由于有创多模态监测的实施并不容易，探头置入会给患者带来一定风险，因此一些医生自然会偏好不借助多模态监测的神经重症保守治疗手段。然而，常规的保守治疗方案并不能处理疾病进程中的异常，从而导致难以接受的迟发性并发症的发生率及死亡率。

一个实用的多模态监测计划需要对神经监测的高度认可与协同努力（表 12.1）。在很多机构，有创的监测设备由神经外科医生专门负责放置。这些同道中有很多可能未曾在应用多模态监测的机构中接受过培训，或其个人尚无分析多模态监测数据的经验。尽管如此，他们在及时安置这些监测设备中所起到的作用对于整个监测计划仍是不可或缺的。对一名外科医生而言，接受向其患者体内植入监测设备的风险，且随后允许重症医生利用这些监测信息以外科医生可能并不熟悉的模式来管理患者，这需要充分的信任。同样，护士与重症医生必须关注神经重症监测的数值并进行床旁监测的管理及快速数据分析。

表 12.1　成功的神经监测所需的基础。

敬业的医生与护士团队

准确的监测适应证把握及成熟的监测方案

对监测数据价值的合理预期

数据整合的显示系统，以适当的量级进行显示并可行数据间对比

实时的数据分析以指导治疗的调整

多学科协作环节中的疏漏将错失监测的时机。对于很多团队而言，之所以认同并为推动多模态监测做出努力，是因为这些团队认识到没有多模态监测参与的常规标准治疗方案既不能识别隐匿的脑损伤，也不能预防由脑损伤的继发进程所导致的终身残疾[6]。为此，多模态监测明确建立一个用以指导患者选择及监测时机的规程，有助于在团队成员中消除对监测是否适当及规范的忧虑。

多模态监测与临床指南

在这个被冠以循证实践的时代，令人惊讶的是，很少有临床案例获得了循证的解决方案。因此，许多从业者从共识指南中寻找专家意见，以指引他们的治疗选择。国际及学会的指南多半没有提及多模态监测在严重脑部疾病治疗中所起到的作用。美国脑创伤基金会的《重度脑创伤指南》，美国心脏协会（American Heart Association，AHA）/美国卒中协会（American Stroke Association，ASA）的《脑出血及动脉瘤性蛛网膜下隙出血指南》等最新的指南，对在创伤及昏迷患者中应用多模态监测并没有给出明确的指引[7-9]。因此，各治疗方案中的神经监测设备的类型、搭配方式、监测的介入时机等方面差异较大。

2014 年出版的由多模态监测国际共识会议制订的《神经监测指南》将解决这些不足。这个指南旨在以循证的方式总结现有文献，为繁芜的临床状况推荐监测平台，并建立标准化的监测技术。全面审视多模态监测的现状可能会发现我们相关知识体系中的缺陷及决定多模态监测未来的研究方向。

学会审阅数据

数据分析可能是多模态监测中最具挑战的任务。一些监测设备的输出模式有着直观的意义，例如：局部脑血流以 $ml/(100g \cdot min)$ 的形式显示；而其他的监测设备则会提供既不明确亦不熟悉的数据形式。经颅多普勒通过红细胞的速率来判断血流。氧分压反映脑组织的供氧情况，而非我们通常理解的携氧能力。从连续脑电监测（cEEG）的原始数据形式难以获得详细的定量描述。同样让人困惑的是很多多模态监测的参数有着巨大的生理性变异，而且与通常应用的阈值不一致[1]。对于微透析检测谷氨酸是否有一个普遍适用的应引起临床注意的浓度？当乳酸/丙酮酸（LPR）比值大于 25 或 50 时，应该警惕什么？难道这些例证中的发现没有预示缺血的风险吗？15 或 20mmHg 的 $PbtO_2$ 阈值是否更为合适？对很多监测设备而言，某一指标在同一患者的变化趋势可能远比其绝对值更有意义。考虑到这些因素，实时数据分析的实施及自动化完成倍加困难。

数据分析的复杂性正在通过阈值及治疗模式的标准化进行解决。数据共享、研究联盟、共同的经验为各机构间更具一致的数据处理奠定了基础。

多模态监测：值得付诸努力

多模态监测很难付诸实践。监测技术相当昂贵而且是有创的。因此，实施多模态监测必须向过分关注预算的管理人员以及对多模态监测的能力和价值知之甚少的那些人证明其必要性。护理人员及超级用户必须于床旁随时准备处理监测设备的故障。很多神经监测设备并不被一般的重症护士所熟悉，其需要对该技术熟识的人员在床旁进行调整。为对某一过程做出临床解释，数据分析的频率必须反映出生理性改变的连续时间进程。很多神经重症监护病房在夜间穿插经验不足的住院医师值守，而相互关联的生理指标变化的复杂性需要经验更为丰富的临床医生进行处理。

不管怎样，这项任务的重要性以及患者的获益值得为之竭尽全力。神经重症治疗的本质是提供患者/大脑-特异性的治疗以提高临床疗效。我们目前对于继发损伤及病情恶化的认知建议以体格检查及定期的影像学检查来指导患者的治疗，这是极为局限的。一个神经重症监护病房若不寻求提供脑组织特异性的治疗，将很难获得与一个运行良好的综合重症监护病房相匹配的治疗效果[10]。尽管需要额外的工作，但临床团队成员仍倾向于从多模态监测指导的诊疗工作中获得巨大的工作满足感及知识的实践。

小规模市场内的技术革新及兼容

缺血性卒中、创伤性脑损伤以及脑出血在美国发病率及死亡率中占有相当大的比例。尽管显示如此，这些患者却罕有接受神经重症医生治疗。这是由于这一亚专科相对年轻，而且缺少专注于这一领域的医生。全世界大约有 500 名经美国神经病学各亚专业委员会认证的神经重症医生[11]。在美国，官方认可的神经重症培训项目每年只有 35~50 名专科医师毕业。神经重症医生通常是多模态监测的主要使用者和提倡者，因此对监测设备的需求远远滞后于其潜在的效用。对多数神经监测设备而言，其市场仅由单个供应商供给。自由市场竞争的缺乏已对设备成本、服务以及科学革新产生了影响。很多可获得的神经监测产品与床旁监护仪及其他神经监测系统的兼容性也受到了限制。通用平台的缺乏提高了技术的耗费和护理的负担。

近期神经监测需求增加的同时，产业的兴趣才随之而来。考虑到接受服务患者的群体规模，其持续增长的潜力是极其巨大的。最近，美国专科医院评审及以疾病为导向的医院分诊趋势，可能促使医院削减边缘技术，并将神经重症治疗项目作为医院战略规划中的重中之重[12,13]。这一变动亦有可能推动神经监测的逐步升级。

多模态监测的前景：超越基础

目前很多神经监测技术的应用仍处于其最基础的水平。评估连续脑电监测（cEEG）

原始数据相当的困难,这正在通过改进事件探测软件及提高压缩谱阵分析的利用率来克服。同样,对葡萄糖、乳酸、丙酮酸、谷氨酸和甘油的标准微透析分析,可以扩展至对抗癫痫药物、化疗药物、炎症标志物和细胞因子的定量分析[14,15]。对神经监测性能的扩展是其不断发展及广泛应用的关键。

多模态监测是复杂诊疗的一部分

多模态监测(MMM)并不是答案。确切地说,它只是答案的一部分。在寻求改善患者预后结局的过程中,医生不会放弃神经系统查体,因为多模态监测并不能提供治疗患者所需的全部必要信息。实际上,从体格检查获得的情况应与实验室数据、影像检查、生命体征以及其他相关的信息进行比照。一些数据有时会相互矛盾或导致错误的推断。这可能是数据特异性差或对数据误读的结果。我们一直通过双手触诊、采血、使用血压计,相当于已经践行了多模态监测几十年。我们已经渐渐习惯接受这些“监测策略”的局限性。对神经监测的期望应该同样的适用。继发损伤是由数十种生化通路介导的,这些通路又被很多负责调节的生物标志所影响[16]。当对某一创伤机制进行了严格的监测而未能阻止临床状况恶化时,我们不应感到意外。这种结果更不应该贬低现有发现的重要性。

对创伤后脑组织复杂状态的成功监测有赖于全面且互补的策略。对患者的治疗而言,多模态监测较单一指标监测无疑更为规范。特定区域的监测设备可能无法提供脑组织远隔部位的相关信息[17]。全局性的监测设备则常常迷失在集合信号的干扰中而缺乏探测局部事件的能力[18]。脑血流监测仪可能会判断出脑组织的充分灌注,但并不能反映氧自由基的蓄积情况。连续脑电监测(cEEG)可能会排除癫痫事件,但却不能提供任何脑组织自主调节情况的信息。因此,这些监测设备在搭配应用时,才最具价值。尽管当前的监测方案认识和阐述了这种现象,但在不同疾病状态下,监测器在局部区域的恰当配置以及神经监测设备最具效率的组合模式,仍需要我们更深入地去学习。

这些悬而未决的问题不应成为治疗团队实施多模态监测的阻碍。在我们对监测及继发损伤的有限认知中,我们已经发现恶化的临床状况能被逆转,监测设备赋予我们的洞察力足以影响我们治疗干预的方法[19]。

我们发现了什么?

如果我们付诸大量努力通过 MMM 对患者进行监测,应该以一种可揭示数据关联和数据间因果联系的形式对数据进行回顾。人类的大脑通常难于从表格式数据中提取数据点与结果之间的相关性。以图形的方式显示与时间匹配的数据或序贯的数据可获得更清晰的比较(见图 12.1)。几种神经监测系统之间的不兼容则限制了这一数据显示方式。最近,一些厂商推出了含有这些显示目标的数据整合系统。为了在患者的变量之间整理出可能存在的多种交互作用,这样一个系统是必不可少的。数据必须组织有序,以便同时观察那些已知可相互影响的数据点组合(体温、颅内压、缺血标志物)。同样,来自多个监测

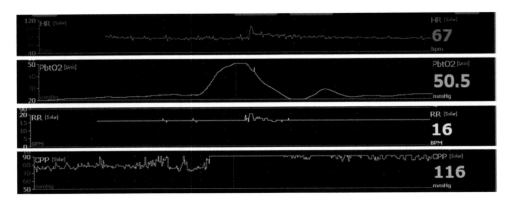

图 12.1　以各参数生理性的适当量级显示数据的时间曲线。

设备的数据显示方式必须可提供每一种生理性的变异。例如，如果其与乳酸/丙酮酸比率（LPR）共用图示比例尺及标绘点，将能识别出组织间的葡萄糖浓度变化。每一个数据成分的量级应该说明其标准偏差。

挑战

从各方面考虑，启动并维持一个高效而富于成效的多模态监测项目存在诸多挑战。神经重症治疗学会已在着力处理这些问题并将各种监测设备的使用目的界定为临床工具。多模态监测导向下的治疗方案，其结局相关的研究正在进行。多模态监测的生理学原理使这些研究有望得出有利的结论。本章中讨论的主题对确定多模态监测的整体发展方向非常重要。它们之间的相关性同样关乎每例多模态监测的成功实施。

参考文献

1. Skjoth-Rasmussen J, Schulz M, Kristensen SR et al. Delayed neurological deficits detected by an ischemic pattern in the extracellular cerebral metabolites in patients with aneurismal subarachnoid hemorrhage. *J Neurosurg.* 2004;100:8–15.
2. Vespa PM. O'Phelan K. McArthur D. et al. Pericontusional brain tissue exhibits persistent elevation of lactate/pyruvate ratio independent of cerebral perfusion pressure. *Critical Care Medicine.* 2007;35(4):1153–1160.
3. Valadka AB, Gopinath SP, Contant CF, et al. Relationship of brain tissue PO_2 to outcome after severe head injury. *Critical Care Medicine.* 1998;26(9):1576–1581.
4. Clermont G, Kong L, Weissfeld LA, et al. The effect of pulmonary artery catheter use on costs and long-term outcomes of acute lung injury. *PLoS One* 2011;6(7):e22512.
5. Chesnut RM, Temkin N, Carney N, et al. A trial of intracranial-pressure monitoring in traumatic brain injury. *N Engl J Med.* 2012;367(26):2471–2481.
6. Schmidt JM, Wartenberg KE, Fernandez A, et al. Frequency and clinical impact of asymptomatic cerebra infarction due to vasospasm after subarachnoid hemorrhage. *J Neurosurg.* 2008;109:1052–1059.
7. Guidelines for the management of severe traumatic brain injury. *J Neurotrauma.* 2007;24 (Suppl 1):S1–S106.

8. Morgenstern LB, Hemphill JC, Anderson C, et al. Guidelines for the Management of Spontaneous *Intracerebral Hemorrhage.* Stroke 2010;41:2108–2129.

9. Connolly ES, Rabinstein AA, Carhuapoma JR, et al. Guidelines for the Management of Aneursy-mal Subarachnoid Hemmorhage. a guideline for Healthcare Professionals From the American Heart Association/American Stroke Association. *Stroke.* 2012;43(6):1711–1737.

10. Josephson SA, Douglas V, Lawton MT, et al. Improvement in intensive care unit outcomes in patients with subarachnoid hemorrhage after initiation of neurointensivist co-management. *J Neurosurg.* 2010;112:626–630.

11. UCNS Congratulates Diplomates in Neurocritical Care. Available: http://www.ucns.org/globals/axon/assets/10301.pdf. Date accessed December 31, 2013.

12. Rosner J, Nuno M, Miller C, et al. Subarachnoid Hemorrhage Patients: To Transfer or Not to Transfer? *Neurosurgery.* 2013;60 (Suppl 1):98–101.

13. Dion JE. Management of ischemic stroke in the next decade: stroke centers of excellence. *J Vasc Interv Radiol.* 2004;15:S133–S141.

14. Kanafy KA, Grobelny B, Fernandez L, et al. Brain interstitial fluid TNF-α after subarachnoid hemorrhage. *J Neurol Sci.* 2010;291:69–73.

15. Tisdall M, Russo S, Sen J, et al. Free phenytoin concentration measurement in brain extracellular fluid: a pilot study. *Br J Neurosurg.* 2006;20(5):285–289.

16. Mcilvoy LH. The effect of hypothermia and hyperthermia on acute brain injury. *AACN Clin Issues.* 2005;16(4):488–500.

17. Miller, CM, Palestrant D. Distribution of delayed ischemic neurological deficits after aneurysmal subarachnoid hemorrhage and implications for regional monitoring. *Clin Neu and Neurosurg.* 2012;114:545–549.

18. Gopinath SP, Valadka AB, Uzura M, et al. Comparison of jugular venous oxygen saturation and brain tissue PO$_2$ as monitors of cerebral ischemia after head injury. *Crit Care Med.* 1999;27(11):2337–2345.

19. Sarrafzadeh AS, Haux D, Ludemann L, et al. Cerebral ischemia in aneurysmal subarachnoid hemorrhage: a correlative microdialysis-PET study. *Stroke.* 2004;35(3):638–643.

索 引